Said Said Elshama

Nowe trendy w leczeniu przypadków zatrucia

Said Said Elshama

Nowe trendy w leczeniu przypadków zatrucia

Podejście Elshama w toksykologii klinicznej

Wydawnictwo Bezkresy Wiedzy

Imprint
Any brand names and product names mentioned in this book are subject to trademark, brand or patent protection and are trademarks or registered trademarks of their respective holders. The use of brand names, product names, common names, trade names, product descriptions etc. even without a particular marking in this work is in no way to be construed to mean that such names may be regarded as unrestricted in respect of trademark and brand protection legislation and could thus be used by anyone.

Cover image: www.ingimage.com

Publisher:
Wydawnictwo Bezkresy Wiedzy
is a trademark of
International Book Market Service Ltd., member of OmniScriptum Publishing Group
17 Meldrum Street, Beau Bassin 71504, Mauritius

Printed at: see last page
ISBN: 978-620-0-54162-8

Drogi czytelniku,

książka, którą posiadasz, została pierwotnie wydana pod tytułem "New Trends in Treatment of Intoxication Cases", ISBN 978-613-8-64917-5.

Jego publikacja w języku polskim jest możliwa dzięki zastosowaniu najbardzie zaawansowanej sztucznej inteligencji dla języków.

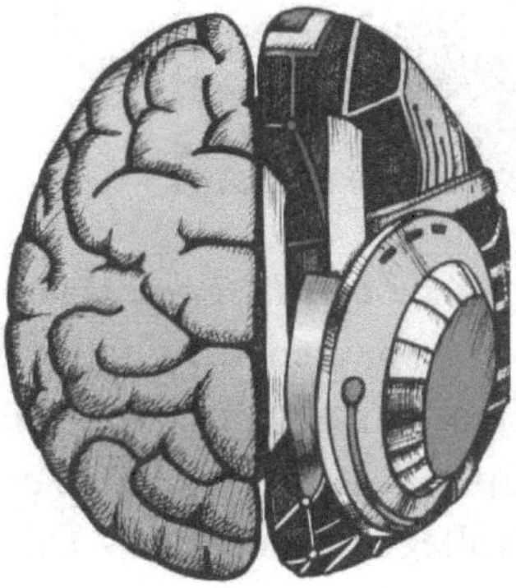

Technologia ta, uhonorowana pierwszą w historii Honorową Nagrodą Sztucznej Inteligencji w Berlinie we wrześniu 2019 r., naśladuje sposób działania ludzkiego mózgu, dzięki czemu jest w stanie uchwycić i przetłumaczyć nawet najmniejsze niuanse w bezprecedensowy sposób.

Mamy nadzieję, że znajdą Państwo wiele satysfakcji z tej książki i uprzejmie prosimy o uwzględnienie wszelkich rozbieżności językowych, które mogłyby wyniknąć z tego procesu.

Miłego czytania!

Wydawnictwo Bezkresy Wiedzy

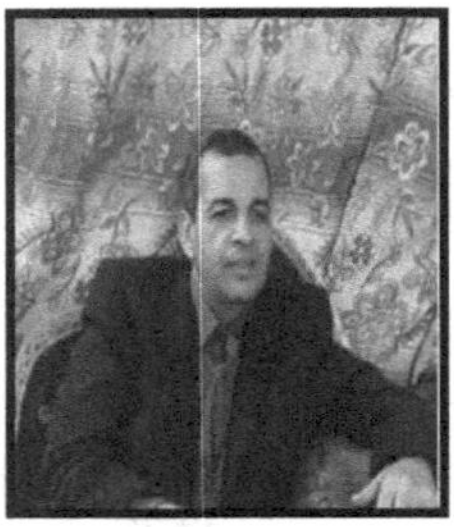

Nowe trendy w leczeniu

z

Przypadki zatrucia

Autor

/Mówił dr Elshama. Doktor, doktor, DHPE.

Profesor medycyny sądowej i toksykologii klinicznej

Specjalista w dziedzinie pediatrii i neonatologii

Specjalista ds. wykształcenia medycznego

College of Medicine - Taif & Suez Canal University

ORCID ID: http://orcid.org/0000-0003-0247-2485

Identyfikator naukowca: S-6338-2017

Scopus ID: 55933861300

Żywe DNA: 20.17331

http://saidsaidelshama.yolasite.com

http://saidsaidelshama2.yolasite.com

http://saidsaidelshama3.yolasite.com

Przedmowa

W ostatnich latach przypadki zatruć są dużym wyzwaniem dla lekarzy na świecie. Wyzwanie to wynika z wielu powodów. Jedną z tych przyczyn jest rozwój przemysłowy, który wpływa na pracowników i środowisko, prowadząc do pojawienia się wielu przypadków zatrucia zawodowego i rakotwórczości chemicznej. Co więcej, powszechne nadużywanie narkotyków i ich poważna toksyczność stają się jednym z nagłych przypadków zatrucia, które wymagają pilnej i szybkiej interwencji. Ponadto, zatrucia w gospodarstwie domowym stają się coraz bardziej powszechne, szczególnie u dzieci, ze względu na szerokie zastosowanie środków chemicznych w domach, takich jak środki owadobójcze i farby. Ponadto. Kolejnym wyzwaniem dla toksykologów jest leczenie przypadków zatrucia, w których znaczna liczba środków toksycznych nie odtrutkowała do tej pory odtrutek. W ostatnich latach wiele badań koncentrowało się na tym wyzwaniu, szukając alternatywnej lub adiuwantowej terapii w celu leczenia tych przypadków zatrucia. W kilku badaniach wykorzystano specyficzne, charakterystyczne efekty niektórych roślin w leczeniu niektórych przypadków zatrucia jako bezpieczną i skuteczną alternatywę lub terapię adiuwantową. W ten sposób rośliny te mogą być wykorzystywane jako obiecujące źródło środków leczniczych i zapobiegawczych w leczeniu toksyczności. Książka ta jest zbiorem opublikowanych badań, które poruszały ten temat, próbując znaleźć innowacyjne rozwiązania terapeutyczne oparte na wykorzystaniu tych naturalnych źródeł. Każdy rozdział tej książki będzie przedstawiał ogólny przegląd roli jednego z tych naturalnych czynników w leczeniu toksyczności poprzez dokumentację naukową uwzględniającą wyniki poprzednich badań, które zostały przeprowadzone na tym czynniku w tej dziedzinie.

Dedykacja

Do

Moja żona

Spis treści

Rozdział 1

Wprowadzenie

Medycyna alternatywna i uzupełniająca

Istnieje wiele terminów medycznych, które są związane z praktyką medyczną, które przez niektórych uważane są za takie same, ale w rzeczywistości są różne. W pierwszej kolejności powinniśmy określić te terminy, niezależnie od tego, w jakim obszarze występują różnice lub czy istnieje porozumienie co do tych definicji, które należy wyjaśnić i zrozumieć.

Standardowy termin opieki medycznej jest zazwyczaj określany jako biomedycyna lub zwykły lek, który jest praktykowany przez lekarza. Medycyna komplementarna to kolejny używany termin, w którym jest to leczenie stosowane wraz ze standardowym leczeniem w celu przeciwdziałania skutkom ubocznym tego leczenia, podczas gdy medycyna alternatywna to leczenie, które jest stosowane jako substytut standardowego leczenia. Medycyna integracyjna jest połączeniem zastosowania medycyny standardowej z medycyną komplementarną i medycyną alternatywną w sposób bezpieczny i skuteczny.

Medycyna komplementarna i alternatywna to zwykle produkty naturalne, niezależnie od tego, czy są to produkty botaniczne czy

odżywcze, takie jak zioła i witaminy. Pomimo szerokiego stosowania tych terapii w ostatnich latach, jej skuteczność i bezpieczeństwo nie są ustalone we wszystkich sytuacjach, ponieważ może być szkodliwa, jeśli jest przyjmowana w dużych dawkach, takich jak witaminy lub z inną konwencjonalną terapią, np. ziołami.
Jednak obawy dotyczące bezpieczeństwa i skuteczności medycyny alternatywnej i uzupełniającej spadły, ponieważ wszystkie interakcje farmaceutyczne i ziołowe nie zawsze są szkodliwe. Niektóre zioła mogą zwiększyć efekt farmaceutyczny pozwalając pacjentowi na zmniejszenie dawki, w której potencjalna trucizna może być najlepszym lekiem, jeśli zostanie przyjęta w odpowiedniej dawce.

Istnieje zatem ciągła potrzeba uczciwej oceny medycyny komplementarnej i alternatywnej w celu zbadania jej skuteczności i bezpieczeństwa poprzez systemowe badania naukowe z wykorzystaniem badań klinicznych na dużej liczbie pacjentów.

Historycznie, rośliny naturalne były wykorzystywane w medycynie od tysięcy lat, gdzie stosowanie ziół było powszechne w przeszłości, a następnie został odrzucony wraz z rewolucją naukową. Następnie terapie ziołowe zostały zastąpione standardowymi lekami farmaceutycznymi ze względu na ich większe efekty farmakologiczne i większe korzyści finansowe.

W USA istnieje National Center for Complementary and Integrative Health (NCCIH), w którym pracuje nad oceną skuteczności i bezpieczeństwa leków botanicznych poprzez badania podstawowe i kliniczne.

Na koniec i w oparciu o powyższe wprowadzenie. Książka ta będzie próbą zbadania roli medycyny alternatywnej i komplementarnej w leczeniu toksycznych przejawów różnych leków i chemikaliów w oparciu o przegląd naukowy dostępnych opublikowanych badań związanych z tym tematem. Treść każdego rozdziału tej książki będzie koncentrować się na jedynym z naturalnych produktów i jego skuteczności jako środka zapobiegawczego i terapeutycznego w różnych przypadkach zatrucia w celu odkrycia nowej strategii terapeutycznej w detoksykacji i ustalenie nowego trendu w leczeniu zatruć.

Rozdział 2

Naturalne antyoksydanty

ABSTRACT

Stres oksydacyjny to wytwarzanie reaktywnych form tlenu, które prowadzą do wyczerpania w mechanizmie obrony antyoksydacyjnej organizmu, wywołując peroksydację lipidów wraz z rozerwaniem błony komórkowej i utlenianiem kwasów nukleinowych, a następnie uszkodzeniem komórek. Wiele badań dowiodło, że mechanizm toksyczności leków, jak również niektórych innych związków chemicznych może być przypisany stresowi oksydacyjnemu w różnych organach i układach organizmu, takich jak nerki, wątroba, układ nerwowy i sercowo-naczyniowy. Istnieje więc coraz większe zapotrzebowanie na poszukiwania w zakresie stosowania naturalnych środków przeciwutleniających w leczeniu toksyczności oraz badania jej mechanizmu i skuteczności. W ostatnim czasie wiele naturalnych roślin i suplementów żywnościowych zostało wykorzystanych jako przeciwutleniacze w różnych badaniach w celu zapobiegania lub leczenia toksyczności w różnych układach organizmu, które są indukowane przez różne substancje toksyczne. Bezpieczeństwo, skuteczność i niska cena naturalnych środków przeciwutleniających w porównaniu z innymi środkami leczniczymi czynią z nich doskonały wybór w zapobieganiu i leczeniu toksyczności.

WPROWADZENIE

Wolne rodniki są wysoce reaktywnymi, niestabilnymi związkami, które powstają w organizmie lub mogą być wprowadzane z otoczenia. Systemy komórkowe takie jak oksydaza NADPH, oksydaza ksantynowa i enzymy cytochromowe P450 mogą generować wolne rodniki, ale mitochondria są uważane za główne źródło produkcji reaktywnych form tlenu w większości komórek ssaków. Powodują one utratę struktur i funkcji komórkowych prowadzących do różnych procesów patologicznych w wyniku ich reakcji na białka komórkowe, lipidy i węglowodany (Zhao i in., 2007). Stres oksydacyjny polega na wytwarzaniu reaktywnych form tlenu, takich jak nadtlenek wodoru i nadtlenki wodoru, które prowadzą do wyczerpania w mechanizmie obrony antyoksydacyjnej organizmu, powodując utlenienie lipidów wraz z rozerwaniem błony komórkowej i utlenianiem kwasów nukleinowych (DNA i RNA), a następnie uszkodzenie komórki. Utleniacze są produkowane przez komórki w wyniku normalnego metabolizmu tlenowego lub oksydacyjnego pękania fagocytów, takich jak białe krwinki podczas ataku bakterii i wirusów, lub metabolizmu ksenobiotycznego, takiego jak detoksykacja substancji toksycznych. Tak więc infekcje, alergie oraz narażenie na działanie leków lub toksyn, takich jak pestycydy, insektycydy i dym papierosowy, mogą zwiększać ładunek utleniaczy w organizmie (Flora i in. 2011).

Mechanizm obrony antyoksydacyjnej organizmu obejmuje antyoksydanty enzymatyczne i nieenzymatyczne, w których glutation (GSH) stanowi najważniejszy endogenny antyoksydant. Glutation odgrywa ważną rolę w metabolizmie ksenobiotycznym, ponieważ pomaga wątrobie w procesie detoksykacji. Tak więc, kiedy organizm jest wystawiony na działanie wysokich poziomów ksenobiotyków, glutation jest szeroko wykorzystywany, a następnie staje się niedostępny jako przeciwutleniacz (Valko i in., 2007). Glutation ma dwa rodzaje: zredukowany GSH i utleniony glutation (GSSG). Zmniejszony glutation działa jako ważny przeciwutleniacz, który przezwycięża wolne rodniki, podczas gdy utleniony glutation powstaje w wyniku połączenia GSH z inną cząsteczką GSH w obecności enzymu peroksydazy glutationowej. Zwykle 90 % glutationu całkowitego w komórkach jest formą zredukowaną, podczas gdy forma utleniona stanowi jedynie 10 %, która może przekształcić się w zredukowany glutation przez enzym reduktazy glutationowej. I odwrotnie, stężenie utlenionego glutationu jest znacznie wyższe niż zredukowane stężenie glutationu pod wpływem stresu oksydacyjnego (Flora i in. 2012).

Enzymy antyoksydacyjne mogą dezaktywować wolne rodniki poprzez zmniejszenie energii wolnych rodników, aby stały się stabilne, minimalizując uszkodzenia komórek i ryzyko wystąpienia problemów zdrowotnych związanych z wolnymi rodnikami; obejmują one dysmutazę nadtlenkową, katalazę, peroksydazę glutationową i reduktazę nadtlenkową (Ratnam i in., 2006). Ponadto istnieje wiele różnych rodzajów przeciwutleniaczy, takich jak przeciwutleniacze dietetyczne (witamina C i E), białka wiążące metal (ferrytyna, laktoferyna i albumina) oraz inne przeciwutleniacze pokarmów roślinnych (flawonoidy). Dlatego jednym z podejść terapeutycznych, które chronią organizm przed urazem oksydacyjnym i zapobiegają wielu zaburzeniom, jest zwiększenie poziomu enzymów antyoksydacyjnych w organizmie poprzez zwiększenie spożycia suplementów bogatych w enzymy antyoksydacyjne (Chitra i Pillai, 2002).

Wiele badań dowiodło, że mechanizm toksyczności leków, jak również niektórych innych związków chemicznych może być przypisywany stresowi oksydacyjnemu w różnych organach i układach organizmu, takich jak nerki, wątroba, układ nerwowy i sercowo-naczyniowy. Niesteroidowe leki przeciwzapalne (NLPZ), chemioterapia przeciwnowotworowa i leki przeciwpsychotyczne są częstymi przykładami stresu oksydacyjnego związanego z toksycznością leków. Mechanizm indukowanego przez leki stresu oksydacyjnego jest zróżnicowany; niektóre leki wytwarzają reaktywny półprodukt, który redukuje ilość molekularnego tlenu do wytworzenia reaktywnych form tlenu, takich jak pojedyncze formy tlenu i nadtlenków, podczas gdy inne leki powodują bezpośredni wzrost komórkowych reaktywnych form tlenu (Damian i in., 2012).

Ostatnio w różnych badaniach wykorzystano wiele naturalnych roślin i ich aktywnych składników w celu zapobiegania lub leczenia toksyczności w różnych układach organizmu, które są wywoływane przez różne substancje toksyczne. Bezpieczeństwo, skuteczność i niska cena naturalnych środków przeciwutleniających w porównaniu z innymi środkami leczniczymi czynią z nich doskonały wybór w zapobieganiu i leczeniu toksyczności zgodnie ze Światową Organizacją Zdrowia (WHO), gdzie 70-80 % ludności świata staje się użytkownikami środków naturalnych, takich jak zioła i niektóre rośliny jako środki lecznicze. Istnieje więc nieuniknione pragnienie poszukiwania sposobów wykorzystania naturalnych środków przeciwutleniających w leczeniu toksyczności oraz badania jej mechanizmu i skuteczności (Shirwaikar i in., 2009).

W niniejszym artykule przedstawiamy przegląd dotyczący stosowania naturalnych przeciwutleniaczy w modulowaniu toksyczności niektórych leków i związków chemicznych, które polegają na wywoływaniu stresu oksydacyjnego, wraz z omówieniem roli przeciwutleniaczy jako alternatywy lub terapii adiuwantowej w leczeniu zatruć lekami i niektórymi powszechnie stosowanymi związkami chemicznymi.

1- Nigella sativa

Nigella sativa (czarne nasiona) jest jednym z naturalnych przeciwutleniaczy w diecie, w którym tymochinon jest aktywnym składnikiem swojego oleju, który ma działanie zmiatające rodniki (działanie przeciwutleniające) (Bourgou i in. 2008). Silne właściwości przeciwutleniające tymochinonu mogą wynikać z właściwości redoks struktury chininy i jej nieograniczonej zdolności do przekraczania barier morfologicznych w przedziałach subkomórkowych, ułatwiając usuwanie reaktywnych form tlenu i wywołując jego działanie przeciwutleniające przy niskim stężeniu (Fouda i in., 2008). Nigella sativa jest rośliną samoistnie rosnącą; jej nasiona są nieco pikantne i używane do gotowania curry, ciastek i serów śródziemnomorskich. Nasiona Nigella sativa są szeroko stosowane jako leczenie wielu chorób w medycynie tradycyjnej i popularnej, w której zawierają ponad 100 różnych składników chemicznych, takich jak niezbędne kwasy tłuszczowe (Uz i in., 2008).

Wiele wcześniejszych badań wykazało rolę nigella sativa jako przeciwutleniacza w modulacji objawów toksyczności niektórych leków. Alenzi i wsp., 2010 wykazali ochronne działanie nigella sativa przeciwko toksyczności wywoływanej przez cyklofosfamid, który jest uważany za jeden z powszechnych leków przeciwnowotworowych, natomiast Badary i wsp., 2000 podali, że nigella sativa może łagodzić hiperlipidemiczną nefropatię doksorubicyny z powodu silnego działania tymochinonu. Właściwości przeciwutleniające nigella sativa mogą również modulować nefrotoksyczność wywołaną przez gentamycynę oraz poprawiać kardiotoksyczność wywołaną cyklosporyną A poprzez poprawę statusu enzymu przeciwutleniającego oraz utlenianie białek komórkowych poprzez mechanizm przeciwutleniający (Alenzi i in., 2013) (Yaman i Balikcim, 2010) (Ebru i in., 2008).

Według Nagi i Almakki 2009, nigella sativa pełni również rolę ochronną przed toksycznością chemiczną, taką jak tetrachlorek węgla i chlorek rtęci, podczas gdy może łagodzić hepatotoksyczność tetrachlorku węgla i toksyczność nerek chlorku rtęci, jak wykazano w badaniach Mansour, 2000 i Fouda i in., 2008. W tym samym kontekście, nasiona nigella sativa mogą poprawić objawy toksyczności jąder wywołanej wielokrotnym stosowaniem kolchicyny, w tym normalizację poziomu testosteronu w osoczu, przy jednoczesnym zmniejszeniu liczby plemników o nieprawidłowym kształcie oraz poprawie ruchliwości i zdolności do życia plemników (Elshama i in., 2013).

Ponadto tymochinon z nigella sativa jest uważany za antidotum lub środek ochronny przed naturalną toksycznością, taką jak mykotoksyny (aflatoksyna B1), lipopolisacharydy i D-galaktozamina. Wykazuje działanie ochronne przed hepatotoksycznością aflatoksyny B1 zapobiegającą produkcji aldehydu malonowego, który jest wskaźnikiem peroksydacji lipidów prowadzącym do poprawy wszystkich zmian histopatologicznych, hematologicznych i biochemicznych, które mogą wynikać ze spożycia diety zanieczyszczonej aflatoksynami (Nili i in., 2011) (Tavakkolia i in., 2017).

2- Curcumin

Kurkumina jest żółtą, hydrofobową polifenolową naturalną przyprawą spożywczą i stosowana jest również jako obiecujący naturalny dodatek do żywności; jest to suszony proszek pochodzący z kurkumy z Curcuma longa. Jest to bezpieczny przeciwutleniacz odżywczy, a także ma szerokie spektrum funkcji biologicznych, więc ma działanie detoksykacyjne i staje się stosowany jako środek profilaktyczny i terapeutyczny w wielu toksyczności (Aggarwal i Harikumar, 2009) (Noorafshan i Ashkani-Esfahani, 2013) .

Sudjarwo i wsp., 2017 podali, że kurkuma ma działanie ochronne na toksyczność jąder wywołaną octanem ołowiu, wykazując poprawę we wszystkich przejawach zatrucia, takich jak zmiany histopatologiczne jąder, ruchliwość i żywotność plemników wraz ze znacznym wzrostem poziomu dysmutazy nadtlenkowej i peroksydazy glutationowej w tkankach jąder, co wiąże się ze spadkiem poziomu aldehydu malonowego. Ponadto kurkumina jest skutecznym środkiem hamującym szkodliwe działanie nikotyny na jądra, zmniejszającym toksyczność reprodukcyjną powodowaną przez uzależnienie od nikotyny (Coskun i in., 2016). Ponadto kurkumina dowiodła, że ma również działanie ochronne przed toksycznym działaniem jąder, wywoływanym przez cisplatynę, dzięki czemu zwiększa poziom endogennych antyoksydantów zapobiegających peroksydacji lipidów w tkankach jąder i uszkodzeniu jąder Kandemir i wsp., 2011.

Ponadto, możemy stosować kurkuminę jako naturalny dodatek do żywności, aby przeciwdziałać stresowi oksydacyjnemu i hepatotoksyczności, które są spowodowane przez dietetyczny sztuczny barwnik, taki jak tatrazyna, ze względu na jej silne ochronne działanie antyoksydacyjne (El-desoky i in., 2017). W tym samym kontekście Singh i wsp., 2013 badali terapeutyczną rolę kurkuminy w leczeniu hepatotoksyczności wywołanej acetaminofenem, w której kurkumina zwiększa żywotność hepatocytów, aktywność ATPazy wapniowej i obniża podwyższony poziom aldehydu malonowego wraz ze stymulacją w syntezie glutationu. Kurkumina może również zapobiegać hepatotoksyczności wywoływanej przez acetaminofen w oparciu o jej zdolność do eliminacji rodnika hydroksylowego, tlenu singletowego, rodnika nadtlenkowego i dwutlenku azotu.

Kurkumina może modulować toksyczność metali ciężkich, gdy ma działanie ochronne przed toksycznością jelita grubego wywołaną przez chlorek kadmu zgodnie z Preeti et al., 2011, natomiast nanokurkumina ma również działanie zapobiegawcze przed stresem oksydacyjnym wywołanym przez toksyczność arsenu i fluorków, obniżając reaktywne formy tlenu wraz z przywróceniem poziomu glutationu we krwi zgodnie z Yadav et al., 2016. Może być stosowany jako środek leczniczy w zatruciach rtęcią, jak również jako środek ochronny przed narażeniem na kontakt z rtęcią poprzez rutynowe przyjmowanie pokarmów (Agarwal i in., 2010).

Wpływ kurkuminy na modulację toksyczności obejmuje różne narządy i leki, takie jak leki przeciwnowotworowe oraz jej toksyczne działanie na serce; może ona łagodzić morfologiczne i biochemiczne objawy kardiotoksyczności, które są powodowane przez cyklofosfamid i doksorubicynę przywracające równowagę oksydacyjną i antyoksydacyjną. Kurkumina może indukować inhibitor syntazy tlenku azotu, w którym enzym syntazy tlenku azotu bierze udział w tworzeniu tlenku azotu, co ma wpływ na kardiotoksyczność. Tlenek azotu reaguje z nadtlenkiem, wytwarzając nadtlenoazotyn, który jest silnym utleniaczem konwertującym tyrozynę w mięśniu sercowym na nitrozynę, prowadząc do uszkodzenia mięśnia sercowego. (Swamy i in., 2012) (Gado i in., 2013)

Elshama i in., 2016a wykazali, że kurkumina ma działanie chemoprotekcyjne i cytoprotekcyjne w stosunku do endogennych i egzogennych szkodliwych bodźców, a następnie wspólne podawanie kurkuminy z subchronicznym zastosowaniem atorwastatyny może poprawić objawy miotoksyczności, takie jak zmiany histopatologiczne, ultrastrukturalne i biochemiczne w różnych typach mięśni.

Latter, Poapolathep et al., 2015 poinformował, że kurkumina może zmniejszyć toksyczne i rakotwórcze działanie aflatoksyny B1 poprzez modulację enzymów metabolizujących leki wątrobowe, które są odpowiedzialne za metabolizm aflatoksyny B1, prowadząc do poprawy hepatotoksyczności i hepatokarcynogenności, które są produkowane przez aflatoksynę B1.

3- Guma arabska

Gum Arabic jest mieszaniną polisacharydów, oligosacharydów i glikoprotein; jej skład jest różny w zależności od źródła, klimatu i gleby. Wydobywa się go z wysięków z drzew akacjowych Senegalu lub akacjowych seyalu w Sudanie i wielu krajach afrykańskich, gdzie rozpuszcza się w wodzie tworząc roztwór o niskiej lepkości. Gum Arabic jest stosowany jako emulgator i stabilizator smaku zarówno w przemyśle farmaceutycznym i spożywczym, jak i w innych różnych gałęziach przemysłu, takich jak przemysł włókienniczy, ceramiczny i kosmetyczny. Ma wiele możliwych korzyści zdrowotnych; powoduje znaczny wzrost bakterii Bifidobacteria, Lactobacteria i Bacteriode, a więc ma działanie prebiotyczne. Ma również działanie antyrakotwórcze i antyoksydacyjne oraz chroni przed toksycznym działaniem na wątrobę i serce. Dopuszczalne dzienne spożycie gumy arabskiej dla ludzi zostało ustalone za pośrednictwem Wspólnego Komitetu Ekspertów FAO/WHO ds. dodatków do żywności od 1969 r. (Badreldin i in., 2009).

W badaniu Elshama i in., 2014 r. badano wpływ przeciwutleniający gumy arabskiej na modulację ogólnoustrojowej toksyczności indometacyny poprzez ocenę parametrów utleniających i przeciwutleniających, badania czynności wątroby i nerek, pełny obraz krwi, profil krzepnięcia oraz zmiany morfologiczne wątroby, nerek i siatkówki. Badanie to dowiodło, że współistnienie gumy arabskiej z dużą dawką indometacyny spowodowało znaczną poprawę jej ogólnoustrojowych objawów toksyczności.

Istnieje wiele wcześniejszych badań, które koncentrowały się na ochronnym i antyoksydacyjnym działaniu gumy arabskiej osłabiającym nefrotoksyczność gentamycyny, cisplatyny i promieniowania gamma (Al Majed i in., 2002) (Ali i Al Moundhri, 2006) (Heba i in., 2015) oraz kardiotoksyczności doksorubicyny (Abdallah i in., 2002), a także hepatotoksyczności acetaminofenu (Gamal eldin i in., 2003). Badania te wykazały zdolność gumy arabskiej do przezwyciężania powstawania wolnych rodników, która jest uważana za główny mechanizm indukowania tych toksyczności. Najla i in., 2017 r. wykazali, że suplementacja gumy arabskiej we wstrzyknięciu trójchlorooctanu korzystnie wpłynęła na stan antyoksydacyjny wątroby, a następnie poprawiła uszkodzenia wątroby, zapobiegając hepatotoksyczności.

4- Physalis Peruviana L

Physalis peruviana L jest owocem, który nazywa się Cape Gooseberry lub Harankash; jest uważany za jedną z roślin, które mają wiele korzyści zdrowotnych, ponieważ zawiera wysokie przeciwutleniacze, witaminy, minerały, wielonienasycone kwasy tłuszczowe, węglowodany i włókna (Hassanien, 2011).

El-Kenawy i wsp., 2015 r., odnoszący się do stosowania Physalis peruviana L przez osoby palące w dużych ilościach mogą złagodzić toksyczność nikotynowego ketonu nitrozaminowego (NNK) wywołanego rakiem płuc za pomocą histopatologicznej, immunohistochemicznej i cytometrycznej analizy przepływu DNA, gdzie NNK jest uważany za jeden ze składników dymu tytoniowego, który powoduje guza płuc. Poprzednie badania wykazały, że działanie przeciwutleniające i antyproliferacyjne fizykalnej peruviany L spowodowało poprawę zawartości DNA wraz z ochroną przed kancerogenezą NNK, a następnie może mieć zastosowanie jako opcja terapeutyczna w raku płuc.

Ponadto, sok Physalis peruviana L zapobiega toksyczności jąder, która jest przypisywana zatruciu tetrachlorkiem węgla, jak również kadmem, ponieważ sok Physalis peruviana L zwiększa poziom hormonów płciowych i aktywność jąder enzymów antyoksydacyjnych, takich jak katalaza, Dysmutaza nadtlenkowa, reduktaza glutationowa, peroksydaza glutationowa i S-transferaza glutationowa prowadząca do zwiększenia ilości glutationu jądrowego i zmniejszenia peroksydacji lipidów, a także produkcji tlenku azotu. Ponadto Physalis peruviana L Juice hamuje aktywność kaspazo-3 tłumiącą apoptozę w tkankach jąder, która jest spowodowana przez czterochlorek węgla. Tak więc Physalis peruviana L może odgrywać ważną rolę terapeutyczną w niepłodności i chorobach wywołanych przez wolne rodniki (Abdel Moneim, 2016). W podobnym kontekście, Physalis peruviana L zapobiega toksyczności jąder kadmu wraz z obniżeniem poziomu aldehydu malonowego i tlenku azotu w jądrach (Othman i in., 2014).

W innym kontekście Chang i in., 2008 r. wykazali, że Physalis peruviana ma silne działanie antyoksydacyjne i hepatoprotekcyjne w stosunku do uszkodzeń wątroby wywołanych przez acetaminofen, poprzez zwiększenie stężenia enzymów antyoksydacyjnych, takich jak dysmutaza nadtlenkowa, katalaza i peroksydaza glutationowa.

5- Propolis

Propolis składa się z mieszaniny wosku pszczelego i żywicy, która jest zbierana z różnych części rośliny za pośrednictwem pszczół miodnych, gdzie jej skład chemiczny zależy od rodzaju dostępnej rośliny przez pszczoły miodne i lokalnej specyfiki flory w miejscu zbioru. Zawiera ponad 300 składników, takich jak olejki eteryczne, żywice roślinne, wosk, pyłek kwiatowy, melisa, minerały, witaminy, białka i wiele innych nieznanych składników. Propolis jest uważany za lek popularny w różnych regionach świata od czasów starożytnych, ponieważ ma wiele korzystnych efektów biologicznych w oparciu o jego działanie antyoksydacyjne (Bankova, 2005).

Przeciwutleniające właściwości propolisu mają zdolność do łagodzenia toksycznego wpływu subchronicznego stosowania fenolu na układ limfatyczny i liczbę krwinek, co objawia się zaburzeniami hematologicznymi i immunoglobulinowymi w surowicy wraz ze zmianami histopatologicznymi w węzłach chłonnych, śledzionie i grasicy (Elshama i in., 2016b).

Propolis może również przeciwdziałać toksycznemu wpływowi Ochratoksyny A na nerki i wątrobę z powodu skażonej żywności przez Aspergillus Ochraceus, który produkuje ten toksyczny metabolit (Ochratoksyna A). Propolis zwiększa zdolność obrony antyoksydacyjnej tkanek przed peroksydacją lipidową, a następnie hepatotoksycznością i nefrotoksycznością, która wynika ze stresu oksydacyjnego Ochratoksyny A w różnych tkankach ciała (El-Khayat i in., 2009).

Przeprowadzono wiele badań dotyczących przeciwutleniającego działania propolisu i jego skuteczności w leczeniu lub zapobieganiu toksycznemu działaniu różnych substancji toksycznych na różne organy lub układy organizmu. Propolis może odgrywać ważną rolę w modulacji toksycznego wpływu różnych leków stosowanych w chemioterapii na różne układy organizmu, gdzie w Badr, 2016 r. wskazano na dobroczynny wpływ propolisu na hepatotoksyczność, która jest indukowana przez metotreksat, podczas gdy Rizk i wsp., 2014 r. wykazali, że propolis może osłabiać toksyczność jąder, która jest indukowana przez doksorubicynę, a także El-Naggar i wsp., 2015 r. odnieśli się do dobroczynnego wpływu propolisu na toksyczność cyklofosfamidu.

W innym kontekście wiele badań wykazało ochronny wpływ propolisu na toksyczne działania niepożądane niektórych antybiotyków, podczas gdy Aldahmash i in., 2016 r. wykazali renoprotekcyjny wpływ propolisu na toksyczność nerkową wywoływaną przez gentamycynę, podczas gdy Bharti i in., 2017 r. wykazali ochronny wpływ propolisu na toksyczność hematologiczną wywoływaną przez leki przeciwgruźlicze (ryfampicyna i izoniazyd).

Badania nad toksycznością pierwiastków chemicznych doprowadziły do uzyskania użytecznych wyników związanych z ochronną rolą przeciwutleniającego działania propolisu przeciwko toksyczności tych pierwiastków; Wen i in., 2012 r. wykazali możliwe ochronne działanie propolisu przeciwko toksyczności indukowanej przez glin, natomiast El Masry i in., 2011 r. wykazali ten sam efekt, ale przeciwko neurotoksyczności indukowanej przez ołów. El Sheikh i Ibrahim, 2017 r. podali, że równoczesne podawanie propolisu z chlorowanym insektycydem fosforoorganicznym (Chlorpyrifos) może przezwyciężyć jego stres oksydacyjny, który powoduje toksyczność tarczycy.

6- Naringenin

Naringenina jest aktywnymi naturalnymi bioflawonoidami, które znajdują się w owocach cytrusowych, pomidorach, grejpfrutach i kokai; ma wiele działań farmakologicznych, takich jak przeciwzapalne i antyoksydacyjne (Orhan i in., 2015).

W większości badań stwierdzono, że przeciwutleniające działanie naryngeniny może chronić różne tkanki organizmu przed skutkami stresu oksydacyjnego, który powstaje w wyniku toksycznego działania różnych leków i czynników. Elshama i wsp., 2016c udowodnili renoprotekcyjne właściwości naryngeniny przeciwko nefrotoksyczności cyklosporyny poprzez przywrócenie skuteczności szlaków oksydacyjno-antyoksydacyjnych, a następnie normalizację testów czynnościowych nerek i poprawę zmian nerkowych, natomiast Al-Harbi 2016 potwierdził hepatoprotekcyjny wpływ naryngeniny na uszkodzenia wątroby wywołane przez arsen poprzez poprawę zdolności antyoksydacyjnej tkanek wątrobowych, a następnie normalizację testów czynnościowych wątroby.

Xiao-Hui i in., 2015 r. stwierdzili, że naryngenina ma działanie neuroprotekcyjne oparte na jej działaniu antyoksydacyjnym, gdzie może indukować neuroprotekcyjne cytokiny zapobiegające apoptozie neuronów, a następnie poprawiające przeżywalność neuronów po ekspozycji na glutaminian. Z drugiej strony, naryngenina może również wywierać cytoprotekcyjny wpływ na toksyczność komórek nabłonka oskrzelowego BEAS-2B u ludzi, która jest indukowana przez ekspozycję na parakwat poprzez aktywację NRF2, które regulują drogę obrony antyoksydacyjnej zgodnie z Podder i in., 2014.

Adana i in., 2018 r. ustalili, że naryngenina jako potencjalny adiuwant uzupełniający może modulować szkodliwe działanie wysoce aktywnego środka antyretrowirusowego na jądra i zdolność rozrodczą, która powoduje fragmentację DNA plemników i toksyczność jąder, a następnie upośledza płodność.

7- Witaminy

W ostatnich latach wiele artykułów koncentruje się na stosowaniu suplementacji żywieniowej, takiej jak witamina jako adiuwant, środek przeciwutleniający uzupełniający lub ochronny, w celu leczenia i zapobiegania toksyczności, która jest wywoływana przez wiele leków i chemikaliów. Na przykład, ale nie tylko, badania, które zostały przeprowadzone na obu witaminach E i C wykazały jego działanie przeciwutleniające, podczas gdy hamuje stres oksydacyjny i zmniejsza peroksydację lipidów, a także zwiększa aktywność enzymów przeciwutleniających.

Dlatego też witamina C może modulować toksyczność amiodaronu (lek antyarytmiczny) w tymocytach poprzez przywrócenie zawartości glutationu komórkowego (Cekic i in., 2010), podczas gdy witamina E działa ochronnie na nefrotoksyczność indukowaną przez cisplatynę. Ponadto, Osman i in., 2012 potwierdzili rolę przeciwutleniającego wpływu witaminy C na modulację hepatotoksyczności przewlekłego stosowania glutaminianu sodu.

W tym samym kontekście, połączenie witamin C i E działa ochronnie na toksyczność indukowaną przez metale, takie jak oksydacyjne uszkodzenie wątroby wywołane przez kadm (Layachi i Kechrid, 2012), podczas gdy jednoczesne stosowanie witamin E i D może poprawić toksyczność reprodukcyjną wywołaną przez fluorki (Chinoy i Sharma, 1998).

Ponadto, w wielu opublikowanych artykułach wykazano silne dowody na zdolność witamin C i E do poprawy toksyczności wynikającej z ekspozycji na środki owadobójcze; podawanie witamin C i E może również osłabić wielopierścieniowe, chlorowane węglowodorowe środki owadobójcze (endosulfan) powodowane stresem oksydacyjnym i zmianami toksycznymi w spermatogenezie poprzez zmniejszenie peroksydacji lipidów (Takhshid i in., 2012). Witaminy antyoksydacyjne (C i E) mają również zdolność do poprawy funkcji wątroby i nerek oraz jąder poprzez łagodzenie stresu oksydacyjnego podczas ekspozycji na makrocykliczny insektycyd laktonowy (abamektyna) (Magdy i in., 2016).

W kontrastowym kontekście, Elshama i in., 2016d wykazały, że witamina A ma działanie ochronne w modulacji hiperwitaminozy D3 krótkotrwałej toksyczności, ale nie zależy od jej działania antyoksydacyjnego.

PODSUMOWANIE

Mechanizm wielu leków i chemikaliów toksyczności przypisuje się stresowi oksydacyjnemu prowadzącemu do powstawania reaktywnych form tlenu i zubożenia w mechanizmie obrony antyoksydacyjnej w różnych układach organizmu. Mechanizm obrony antyoksydacyjnej organizmu składa się z enzymatycznych i nieenzymatycznych antyoksydantów, w których glutation jest najważniejszym endogennym antyoksydantem, który współpracuje z enzymami antyoksydacyjnymi w celu dezaktywacji wolnych rodników, minimalizując uszkodzenia komórek i ryzyko problemów zdrowotnych związanych z wolnymi rodnikami. W wielu różnych badaniach wykorzystano niektóre rośliny naturalne i inne suplementy żywnościowe jako przeciwutleniacze w celu zapobiegania lub leczenia toksyczności w różnych układach organizmu, które są indukowane przez różne substancje toksyczne.

ZALECENIE

W przyszłości powinny być prowadzone dalsze badania na człowieku w celu zweryfikowania wiarygodności wyników i potwierdzenia skuteczności naturalnych przeciwutleniaczy jako środków leczniczych i ochronnych w różnych toksycznych właściwościach leków i chemikaliów z powodu braku badań na człowieku.

REFERENCJE

1- Zhao W, Diz DI, Robbins ME (2007) Oxidative damage pathways in relation to normal tissue injury. British Institute of Radiology; 80 (Spec 1): S23-S31.

2- Flora SJS, Pachauri V, Saxena G (2011) Arsen, kadm i ołów. W: Gupta RC (ed) Toksykologia reprodukcyjna i rozwojowa, tom 33. Academic, New York, NY, str. 415-438.

3- Valko M, Leibfritz D, Moncol J, Cronin MTD, Mazur M, Telser J (2007) Wolne rodniki i antyoksydanty w normalnych funkcjach fizjologicznych i chorobach człowieka. International Journal of Biochemistry and Cell Biology; 39(1): 44-84.

4- Flora G, Gupta D, Tiwari A (2012) Toksyczność ołowiu: przegląd z ostatnimi aktualizacjami. Interdiscip Toxicol 5:47-58.

5- Ratnam DV, Ankola DD, Bhardwaj V, Sahana DK, Kumar MN (2006) Rola antyoksydantów w profilaktyce i terapii: Perspektywa farmaceutyczna. Journal of Controlled Release; 113(3): 189-207.

6- Chitra KP, Pillai KS (2002) Antyoksydanty w zdrowiu. Ind. J. Physiol. Pharmacol., 46 (1): 01-05.

7- Damian GD, Elizabeth AM, Judith MH, Ruth R (2012) Drug-Induced Oxidative Stress and Toxicity. Journal of Toxicology, Article ID 645460, 13 stron. http://dx.doi.org/10.1155/2012/645460.

8- Shirwaikar A, Verma R, Lobo R (2009) Aspekty bezpieczeństwa fitoterapii. Promieniowanie produktu naturalnego, 8: 55-63.

9- Bourgou S, Ksouri R, Bellila A, Skandrani I, Falleh H, et al. (2008) Fenoliczny skład i biologiczna aktywność tunezyjskiej Nigelli sativa L. pędów i korzeni. C R Biol, 331: 48-55.

10- Fouda AM, Daba MH, Dahab GM, Sharaf El-Din OA (2008) Tymochinon amelioruje uszkodzenia oksydacyjne nerek i reakcję proliferacyjną wywołaną przez chlorek rtęci u szczurów. Basic Clin Pharmacol Toxicol 103: 109-118.

11- Uz E, Bayrak O, Uz E, Kaya A, Bayrak R, Uz B, Turgut FH (2008) Nigella sativa oil for prevention of chronic cyclosporine nephrotoxicity: an experimental model. Am., J., Nephrol., 28:517-522.

12- Alenzi FQ, El-Bolkiny Yel-S, Salem ML (2010) Działanie ochronne oleju Nigella sativa i tymochinonu przed toksycznością wywołaną przez lek przeciwnowotworowy cyklofosfamid. Br J Biomed., 67(1):20-28.

13- Badary OA, Abdel-Naim AB, Abdel-Wahab MH, Hamada FM (2000) Wpływ tymochinonu na nefropatię hiperlipidemiczną wywołaną doksorubicyną u szczurów. Toksykologia 143: 219-226.

14- Alenzi FQ, Alsakran Altamimi MA, Kujan O, Tarakji B, Tamimi W, et al. (2013) Antioxidant Properties of *Nigella sativa*. J Mol Genet Med 7: 77. doi:10.4172/1747-0862.1000077.

15- Yaman I i Balikci E (2010) Działanie ochronne *Nigella sativa* przeciwko nefrotoksyczności wywołanej przez gentamycynę u szczurów. Exp., Toxicol., Pathol., 62: 183-190.

16- Ebru U, Burak U, Yusuf S, Reyhan B, Arif K, et al. (2008) Cardioprotective effects of Nigella sativa oil on cyclosporine A-induced cardiotoxicity in rats. Basic Clin Pharmacol Toxicol 103: 574-580.

17- Nagi MN, Almakki HA (2009) Suplementacja tymochinonem indukuje reduktazę chinonu i transferazę glutationu w wątrobie myszy: możliwa rola w ochronie przed rakotwórczością chemiczną i toksycznością. Phytother Res 23: 1295-1298.

18- Mansour MA (2000) Działanie ochronne tymochinonu i desferrioksaminy przed hepatotoksycznością tetrachlorku węgla u myszy. Life Sci 66: 2583-2591.

19- Elshama SS, Shehab GMG, El-Kenawy AE, Osman HEH, Farag MM (2013) Role of Nigella Sativa Seeds on Modulation Testicular Toxicity of Colchicine Repeated Use in Adult Albino Rats, Life Science Journal, (10)4:1629-1639.

20- Nili AA, Tavakoli F, Hasanzadeh G, Rahimi H, Sabzevari O (2011) Działanie ochronne preparatu wstępnego z tymochinonem przeciwko aflatoksynie B(1) powodującej toksyczność wątroby u myszy. Daru 19: 282-7.

21- Tavakkolia A, Ahmadia A, Razavi BM, Hosseinzadeh H (2017) Nasiono czarne (Nigella Sativa) i jego składnik tymochinon jako antidotum lub środek ochronny przed naturalną lub chemiczną toksycznością. Iranian Journal of Pharmaceutical Research, 16: 2-23.

22- Aggarwal BB, Harikumar KB (2009) Potencjalne efekty terapeutyczne kurkuminy, środka przeciwzapalnego, przeciwko chorobom neurodegeneracyjnym, sercowo-naczyniowym, płucnym, metabolicznym, autoimmunologicznym i nowotworowym. Int J Biochem Cell Biol; 41: 40-59.

23- Noorafshan A, Ashkani-Esfahani S (2013) A Review of Therapeutic Effects of Curcumin. Current Pharmaceutical Design, 19, 2032-2046.

24- Sudjarwo SA, Sudjarwo GW, Koerniasari I (2017) Protective effect of curcumin on lead acetate-induced testicular toxicity in Wistar rats Research in Pharmaceutical Sciences, 12(5): 381-390.

25- Coskun G, Hülya o, Şaban D, Sait P (2016) Ameliorujący wpływ kurkuminy na jądra myszy nikotynowych Turk J Med Sci 46: 549-560.

26- Kandemir FM, Benzer F, Yildirim NC, Ozdemir N (2011) Kompensacyjny wpływ kurkuminy na toksyczność indukowaną przez cisplatynę w jądrach królika. Journal of Medicinal Plants Research Vol. 5(3): 456-461

27- El-desoky GE, Abdel-ghaffar A, Al-othman ZA, Habila MA , Al-sheikh YA et al., (2017) Curcumin chroni przed stresem oksydacyjnym i hepatotoksycznością spowodowaną przez tartrazynę u samców szczurów. European Review for Medical and Pharmacological Sciences; 21: 635-645.

28- Singh S, Jamal F, Agarwal R, Singh RK (2013) Hepatoprotective Role of Curcumin against Acetaminophen induced toxicity in rats. International Research Journal of Biological Sciences Vol. 2(12), 42-49.

29- Preeti S, Priya M, Vandana S, Kanchan D (2011) Ochronne działanie kurkuminy na indukowaną przez chlorek kadmu toksyczność jelit u szwajcarskich myszy albinosów. Journal of Cell and Molecular Biology 9(1): 31-36.

30- Yadav A, Kushwaha P, Flora SJS (2016) Nanokurkumina zapobiega stresowi oksydacyjnemu wywołanemu w wyniku jednoczesnego narażenia na działanie arsenu i fluorków u szczurów. Defence Life Science Journal, 1(1): 69-77.

31- Agarwal R, Goel SK, Behari JR (2010) Detoksykacja i działanie przeciwutleniające kurkuminy u szczurów doświadczalnie narażonych na rtęć, J Appl Toxicol;30(5):457-68.

32- Swamy AV, Gulliaya S, Thippeswamy A, Koti BC, Manjul DV (2012) Cardioprotective effect of curcumin against doxorubicin-induced myocardial toxicity in albino rats, Indian J Pharmacol; 44(1): 73-77.

33- Gado AM, Adam ANI, Aldahmash BA (2013) Kardiotoksyczność indukowana przez cyklofosfamid u szczurów: Ochronne działanie kurkuminy Journal of Research in Environmental Science and Toxicology, 2(4):87-95.

34- Elshama SS, El-Kenawy AE, Osman HEH, (2016)[a] Kurkumina poprawia miotoksyczność atorwastatynową u szczurów: Histopathological and biochemical evidence, International Journal of Immunopathology and Pharmacology, 29 (4):742-752.

35- Poapolathep S, Imsilp K, Machii K, Kumagai, Poapolathep A (2015) Wpływ kurkuminy na aflatoksynę B1- Indukowana toksyczność u szczurów. Biocontrol Science, 20 (3): 171-177.

36- Badreldin HA, Ziada A, Blunden G (2009) Biologiczne skutki działania gumy arabskiej: Przegląd niektórych najnowszych badań, Food and Chemical Toxicology 47:1-8.

37- Elshama SS, El-Kenawy AE, Osman HEH, Youseef HM (2014) Amelioration of indomethacin systemic toxicity by arabic gum administration in the adult albino rats - International Journal of Medicinal Plants and Alternative Medicine, 2(3): 32- 46.

38- Al-Majed AA, Mostafa AM, Al Rikabi AC, Al Shabanah OA (2002). Ochronny wpływ podawania gumy arabskiej doustnie na nefrotoksyczność gentamycyny u szczurów. Pharmacol. Res. 46: 445-451.

39- Ali BH, Al Moundhri MS (2006) Środki poprawiające lub zwiększające nefrotoksyczność cisplatyny i innych związków platyny: przegląd niektórych najnowszych badań. Food Chem. Toxicol. 44: 1173-1183.

40- Heba AM, Ahmed SN, Neamat H, Hala FZ, Sanaa AK (2015) The renoprotective effect of gum arabic in gamma-irradiated and cisplatin treated rats, International Journal of Scientific and Research Publications, 5(6):1-11.

41- AbdAllah AR, Al Majed AA, Mostafa AM, Al Shabanah OA, Din AG, Nagi MN (2002) Protective effect of arabic guma against cardiotoxicity induced by doxorubicin in mice: a possible mechanism of protection. J. Biochem. Mol. Toxicol. 16: 254-259.

42- Gamal eldin AM, Mostafa AM, Al Shabanah OA, Al Bekairi AM, Nagi MN (2003) Ochronne działanie gumy arabskiej przed hepatotoksycznością wywołaną przez acetaminofen u myszy. Pharmacol. Res. 48: 631-635.

43- Najla OA, Kholoud SR, Hoda EAF, Hanan SA (2017) Rola ochronna i aktywność antyoksydacyjna gumy arabskiej przeciwko toksyczności trichlorooctanowej w wątrobie samców szczurów. Indian Journal of Animal Research, 51(2): 303-309.

44- Hassanien MFR (2011) Physalis peruviana: bogate źródło bioaktywnych fitochemikaliów dla żywności funkcjonalnej i farmaceutyków. Food Rev Int, 27:259-73.

45- El-Kenawy AE, Elshama SS, Osman HEH (2015) Effects of Physalis peruviana L on Toxicity and Lung Cancer Induction by Nicotine Derived Nitrosamine Ketone in Rats, Asian Pacific Journal of Cancer Prevention,16 (14): 5863-5868.

46- Abdel Moneim AE (2016) Zapobieganie toksyczności tetrachlorku węgla (CCl4) u szczurów leczonych owocami Physalis peruviana L. w jądrach. Toxicol Ind Health, 32(6):1064-73.

47- Othman MS, Nada A, Zaki HS, Abdel Moneim AE (2014) Effect of Physalis peruviana L. on Cadmium-Induced Testicular Toxicity in Rats, Biological Trace Element Research 159(1-3): 278-287.

48- Chang JC, Lin CC, Wu SJ, Lin DL, Wang SS, Miaw CL, Ng LT (2008) Antyoksydacyjne i hepatoprotekcyjne działanie Physalis peruviana Extracts przeciwko Acetaminofen-Induced Liver Injury in Rats, Pharmaceutical Biology, 46(10-11):724-731.

49- Bankova V (2005) Ostatnie tendencje i istotne zmiany w badaniach nad propolisem. Evid Based Complement Alternat Med; 2(1): 29-32.

50- Elshama SS, Osman HEH, El-Kenawy AE (2016)[b] Effect of propolis on subchronic phenol use-induced toxicity on the lymphatic system and complete blood cell count in rats, Current Topics in Toxicology Journal, 12(1):101-110.

51- El-Khayat Z, Ezzat A, Arbid M, Rasheed W, Elias T (2009) Potential Effects of Bee Honey and Propolis Against the Toxicity of Ochratoxin A in Rats, Macedonian Journal of Medical Sciences; 2(4):311-318.

52- Badr GM (2016) Ameliorative Effect of Propolis Extract on Hepatotoxicity Induced by Methotrexate in Mice, ASIAN JURNAL OF APPLIED SCIENCES, 4(4): 963-970.

53- Rizk SM, Zaki HF, Mina MAM (2014) Propolis łagodzi toksyczność jąder wywołaną doksorubicyną u szczurów, w żywności i toksykologii chemicznej 67:176-186.

54- El-Naggar SA, Alm Eldeen AA, Germoush MO, ElBoray KF, Elgebaly HA (2015) Ameliorative effect of propolis against cyclophosphamide-induced toxicity in mice, Pharmaceutical Biology, Pharm Biol; 53(2): 235-241.

55- Aldahmash BA, Elnagar DM, Ibrahim KE (2016) Reno-ochronne działanie propolisu na ostrą toksyczność nerkową wywołaną przez gentamycynę u szwajcarskich myszy albinosów, Nefrologia ;36:643-52.

56- Bharti U, Kumar NR, Kaur J (2017) Ochronne działanie propolisu pszczelego na leki przeciwgruźlicze (rifampicyna i izoniazyd) - toksyczność hematologiczna u szczurów rasy Sprague Dawley, Asian J Pharm Clin Res, 10(3): 188-190.

57- Wen YF, Zhao JQ, Nirala S, Bhadauria M (2012) Aluminum-Induced Toxicity and Its Response to Combined Treatment of HEDTA and Propolis in Rats, Polish Journal of Environmental Studies 21(5):1437-144.

58- El Masry TA, Emara AM, El Shitany NA (2011) Possible protective effect of propolis against lead induced neurotoxicity in animal model, Journal of Evolutionary Biology Research, 3(1): 4-11.

59- El Sheikh AA, Ibrahim HM (2017) The Propolis Effect on Chlorpyrifos Induced Thyroid Toxicity in Male Albino Rats, Journal of Medical Toxicology and Clinical Forensic Medicine, 3 (1): 1-10

60- Orhan I, Nabavi S, Daglia M, Tenore G, Mansouri K, Nabavi S (2015) Naringenin and atherosclerosis: przegląd literatury. Curr Pharm Biotechnol; 16(3):245-51.

61- Elshama SS, Osman HEH, El-Kenawy AE (2016)[c] Renoprotective effects of naringenin and olive oil against cyclosporine- induced nephrotoxicity in rats, Iranian Journal of toxicology, 10 (5): 27-37.

62- Al-Harbi MS (2016) Hepatoprotective effect and antioxidant capacity of naringenin on arsenic induced liver injury in rats, Int J Pharm Pharm Sci, 8 (4): 103-108.

63- Xiao-Hui XU, Cong-Min MA, Yue-Zhen H, Yan L, Chao L, Zhi-Hui D, Hui-Lin W, De-Quan L, Rui-Hua L (2015) Protective effect of Naringenin on glutamate - induced neurotoxicity in cultured hippocampal cells, Arch. Biol. Sci., Belgrad, 67(2), 639-646.

64- Podder B, Song HY, Kim YS (2014) Naringenina wywiera cytoprotekcyjny wpływ na toksyczność wywołaną parakwatem w ludzkich komórkach nabłonka oskrzelowego BEAS-2B poprzez aktywację NRF2, J Microbiol Biotechnol; 24(5):605-13.

65- Adana MY, Akang PL, Peter AI, Jegede AI, Naidu ECS, Tiloke C, Chuturgoon AA, Azu OO (2018) Naringenin tłumi wysoce aktywne fragmentacje DNA plemników wywołane terapią antyretrowirusową oraz toksyczność jąder u szczurów rasy Sprague-Dawley, Andrologia, 6(1): 166-175.

66- Cekic S, Pavlovic D, Sarac M, Kamenov B, Dimic A, Pavlovic V (2010) Wpływ witaminy C na toksyczność amiodaronu w tymocytach szczurów, Cent Eur J Med, 6(1):58-63.

67- Osman HEH, Elshama SS, El-Kenawy AE (2012) Study Role of Antioxidant (Vitamin C) on Modulation Toxicity of Chronic Use of Monosodium Glutamate in Liver of Albino Rats, Ain Shams Journal of Forensic Medicine and Clinical Toxicology, (19):75-87.

68- Layachi N, Kechrid Z (2012) Combined protective effect of vitamins C and E on cadmium induced oxidative liver injury in rats, African Journal of Biotechnology, 11(93):16013-16020.

69- Chinoy N, Sharma A (1998) amelioration of fluoride toxicity by vitamins E and D in reproductive functions of male mice, Fluoride 31(4): 203-216.

70- Takhshid MA, Tavasuli AR, Heidary Y, Keshavarz M, Kargar H (2012) Protective Effect of Vitamins E and C on Endosulfan-Induced Reproductive Toxicity in Male Rats, Iran J Med Sci, 37(3):173-180.

71- Magdy BW , Mohamed FE, Amin AS, Rana S (2016) Amelioracyjne działanie przeciwutleniaczy (witaminy C i E) przeciwko toksyczności abamektyny w wątrobie, nerkach i jądrach samców szczurów albinosów, The Journal of Basic & Applied Zoology, 77: 69-82.

72- Elshama SS, Osman HEH, El-Kenawy AE, Youseef HM (2016)[d] Comparison between the protective effects of vitamin K and vitamin A on the modulation of hypervitaminosis D3 short-term toxicity in adult albino rats,Turkish Journal of Medical Sciences, 46 (2): 524-538.

Rozdział 3

Witaminy

ABSTRACT

Wiadomo, że witaminy odgrywają kluczową rolę w wielu procesach fizjologicznych w organizmie człowieka, takich jak metabolizm i odporność. Niektóre z ostatnich badań wykazały, że wiele witamin może być stosowanych jako alternatywa lub środek wspomagający terapię lub środek zapobiegawczy w licznych przypadkach zatrucia lekami i chemikaliami. Wiadomo, że witaminy C, E i A mają właściwości przeciwutleniające, a różne badania wykazały, że witaminy te mają zdolność pochłaniania reaktywnych form tlenu generowanych w organizmie w wyniku ekspozycji toksycznej. Ponadto, niewiele z tych ustaleń potwierdziło potencjał i przydatność kliniczną witamin B i D w leczeniu przypadków toksyczności.

WPROWADZENIE

Witaminy odgrywają ważną rolę w funkcjonowaniu organizmu, promując ludzkie zdrowie, w którym odgrywają kluczową rolę w metabolizmie, odporności i trawieniu. Istnieją niezbędne witaminy, takie jak A, C, D, E, K i B, które są niezbędne jako codzienne suplementy diety dla wzrostu i rozwoju układów organizmu [1]. Witaminy A i C są niezbędne dla układu odpornościowego, podczas gdy witamina B12 jest niezbędna do tworzenia czerwonych krwinek i funkcji neurologicznych. Witamina D jest ważna dla wzrostu kości, podczas gdy witamina E działa jako protektor komórek ciała przed uszkodzeniem i promuje funkcje psychiczne. Witamina K jest niezbędna dla zdrowych kości, krzepnięcia krwi i innych funkcji organizmu [2].

Pomimo niezbędnego zapotrzebowania organizmu ludzkiego na witaminy, zatrucie witaminami staje się problemem klinicznym, z którym mogą zmierzyć się lekarze. Witaminy rozpuszczalne w tłuszczach są potencjalnie toksyczne, ponieważ mogą być przechowywane w organizmie przez wysoki poziom toksyczności poprzez przedawkowanie dużych ilości witamin, takich jak witaminy A, E, D i K. Toksyczność witamin zazwyczaj nie wynika z diety, ale jest uważana za problem związany z niewłaściwym postępowaniem [3].

W innej opinii, wiele opublikowanych artykułów ujawniło, że wiele witamin może być stosowanych jako środki lecznicze lub ochronne w leczeniu i zapobieganiu toksyczności wielu leków i chemikaliów. Dlatego w niniejszym artykule podjęto próbę przedstawienia przeglądu stosowania witamin jako alternatywy lub adiuwantowej terapii w leczeniu lub zapobieganiu toksyczności niektórych czynników toksycznych.

Witamina C (kwas askorbinowy)

Witamina C jest uważana za czynnik przeciwutleniający, który wychwytuje reaktywne formy tlenu (ROS), które są wytwarzane przez normalne oddychanie metaboliczne [4]. Był on stosowany w wielu badaniach jako środek leczniczy lub profilaktyczny do modulowania lub osłabiania wynikającej z niego toksyczności leków lub substancji chemicznych, które wpływają na wiele układów i organów, takich jak wątroba, nerki i jądra. Stosowano go pojedynczo lub w połączeniu jako środek wspomagający lub uzupełniający w oparciu o jego działanie antyoksydacyjne.

Wiele badań wykazało, że witamina C może zapewnić hepatoprotekcję przed różnymi czynnikami toksycznymi powodującymi hepatotoksyczność. Mohsenikia i wsp., 2012 [5] sugerowali, że indywidualne podawanie witaminy C może mieć profilaktyczny wpływ na toksyczność wątroby wywołaną cyklosporyną A, natomiast Osman i wsp., 2012 [6] wskazywali na rolę witaminy C jako przeciwutleniacza w modulacji hepatotoksyczności przewlekłego stosowania glutaminianu sodu. W tym samym kontekście Layachi i Kechrid, 2012 [7] wskazali, że równoczesne stosowanie witamin C i E może mieć ochronny wpływ na oksydacyjne uszkodzenie wątroby wywołane kadmem, podczas gdy Magdy i wsp., 2016 [8] wykazali, że połączenie witamin C i E ma również zdolność do poprawy funkcji wątroby i nerek poprzez łagodzenie stresu oksydacyjnego, który wynika z toksyczności makrocyklicznego insektycydu laktonowego (abamektyny).

Co więcej, Cekic i wsp., 2010 [9] udowodnili, że leczenie witaminą C może przywrócić komórkową zawartość glutationu w tymocytach, która została wyczerpana w wyniku toksyczności amiodaronu. Z drugiej strony Paunović i wsp., 2016 [10] zasugerowali, że skojarzone podawanie witaminy C i kwercetyny jest hematoprotekcyjne w stosunku do toksyczności nikotynowej, a następnie może być przydatne jako terapia wspomagająca dla osób palących tytoń, które są narażone na kontakt z nikotyną. Ponadto Ekaluo i wsp., 2013 [11] wskazali, że osłabiająca rola witaminy c na toksyczność męskiego układu rozrodczego i plemników, które były indukowane przez glutaminian sodu.

Według badań Suresh i wsp., 2000 [12], współzarządzanie alkoholem etylowym i witaminą C może chronić przed toksycznością wywołaną alkoholem etylowym poprzez wzmacnianie enzymów zmiatających, które oprócz poprawy testów funkcji wątroby i poziomu trójglicerydów zmniejszają peroksydację lipidów. Później Ahmadizadeh i in., 2015 [13] udowodnili, że witamina C może zapobiegać toksyczności innego rozpuszczalnika organicznego, takiego jak styren, w którym może zapobiegać hepatotoksyczności i nefrotoksyczności styrenu poprzez znaczne obniżenie wszystkich parametrów biochemicznych wątroby i nerek.

Ponadto, Huq i wsp., 2008 [14] wskazał również, że podawanie witaminy C samodzielnie lub w połączeniu z witaminą E ma rolę ochronną przed szkodliwym wpływem zatrucia metalami ciężkimi, takimi jak rtęć. W powiązanym kontekście, Muthu i Krishnamoorthy, 2012 [15] wykazały przeciwutleniające działanie witaminy C i E, w którym mogą one poprawić poziom enzymów przeciwutleniających w tkankach jąder, które są zmniejszone w wyniku toksyczności chlorku rtęci.

Wreszcie i na przykład, ale nie tylko, istnieje wiele badań, które zostały przeprowadzone w celu zbadania roli i skuteczności witaminy C w leczeniu lub zapobieganiu toksyczności różnych czynników. Niektóre z tych badań zostały przeprowadzone na lekach odurzających, jak np. badanie El-Ridi i Rahmy'ego, 2000 [16], które wykazało, że największa dawka witaminy C chroni przed toksycznością wątrobową wywołaną przedawkowaniem acetaminofenu, podczas gdy Beata i wsp., 2000 [17] wykazali, że witamina C może tłumić stres oksydacyjny płytek krwi wywołany toksycznością cisplatyny. Ponadto, Uboh i wsp., 2010 [18] poinformował, że witamina C jest również w stanie poprawić lub zapobiec toksyczny wpływ oparów benzyny na funkcje rozrodcze kobiety.

Witamina E (Alpha Tocopherol)

Alfa-tokoferol jest uważany za najbardziej powszechną i biologicznie aktywną formę witaminy E, która może przerywać reakcje łańcuchowe wolnych rodników poprzez wychwytywanie wolnych rodników pokazując ich przeciwutleniające działanie. Witamina E jest uważana za silny przeciwutleniacz lipofilowy, ponieważ jest jednym z najsilniej rozpuszczalnych w lipidach zmiataczy wolnych rodników, który ogranicza peroksydację lipidów zainicjowaną przez wolne rodniki [19].

W ostatnich latach środki owadobójcze były szeroko stosowane na świecie, zwłaszcza w krajach rozwijających się. Tak więc przedłużające się środowiskowe i zawodowe narażenie na działanie środków owadobójczych stanowi poważny problem zdrowotny, który powoduje stres oksydacyjny prowadzący do poważnych zagrożeń dla zdrowia ludzi. Ostatnio wiele badań wykazało skuteczność witaminy E jako środka leczniczego lub ochronnego, który może łagodzić objawy toksyczności (uszkodzenia oksydacyjne) wielu środków owadobójczych. Olsvik i wsp., 2015 [20] wykazali, że witamina E może modyfikować toksyczność chloropiryfosu, w którym suplementacja witaminy E może chronić komórki przed toksycznością wywołaną chloropiryfosem poprzez przywracanie poziomu dwupeptydów, zapobieganie kumulacji lipidów i modyfikowanie metabolizmu węglowodanów.

Ponadto, Elblehi i wsp., 2015 [21] udowodnił, że jednoczesne podawanie witaminy E i selenu może poprawić uszkodzenia oksydacyjne i toksyczność cypermetryny wywołane przez cypermetrynę; łagodzą one szkodliwe działanie cypermetryny na wątrobę, nerki, mózg i serce w zależności od usuwania reaktywnych form tlenu.

Ponadto Halvaei ET AL., 2017 [22] zbadał działanie terapeutyczne witaminy E w ostrym zatruciu fosforem glinu i wykazał jej skuteczność jako nowatorskiej metody leczenia tego typu zatruć. Ponadto Nagda i in., 2011 [23] wykazali profilaktyczną rolę witaminy E, w której suplementacja diety witaminą E dla pracowników narażonych na działanie endosulfanu może zminimalizować jego toksyczność.

W powiązanym kontekście Zaahkouk i wsp., 2000 [24] wskazali, że podawanie witaminy E lub witaminy A łagodzi toksyczne działanie karbaminianów na parametry biochemiczne i różne organy, takie jak serce, nerki i wątroba, w których przeciwutleniające właściwości witaminy E i witaminy A są odpowiedzialne za ochronę przed zatruciem karbaminianami.

W innym kontekście wiele badań wskazywało na stosowanie witaminy E w leczeniu lub zapobieganiu toksyczności niektórych środków chemioterapeutycznych, które są stosowane w leczeniu raka. Według Mufazalova i in., 2004 [25] jednoczesne stosowanie witamin E i T-aktiviny może modyfikować hematologiczną toksyczność cyklofosfamidu i zapobiegać tłumieniu hemopoezy bez wpływu na skuteczność cyklofosfamidu.

Witamina E pełni również rolę ochronną w toksyczności metali ciężkich, która wywołuje reaktywne formy tlenu, powodując zaburzenie równowagi pomiędzy homeostazą pro-utleniającą i antyoksydacyjną (stres oksydacyjny). Indywidualne lub łączone podawanie witaminy E spełnia rolę nefroprotekcyjną i hepatoprotekcyjną poprzez obniżenie poziomu biomarkerów we krwi, które są oznaką toksyczności metali ciężkich [26] [27].

Wreszcie, Gawad i wsp., 2018 r. [28] zalecili podawanie witaminy E równolegle z amiodaronem w celu zmniejszenia jego toksyczności płucnej, podczas gdy badanie Oyeyemi i wsp., 2015 r. [29] wykazało, że suplementacja witaminy E nikotyną może poprawić szkodliwy wpływ nikotyny na męskie hormony rozrodcze i wskaźniki plemników. W innym kontekście Alpsoy i in., 2009 [30] wykazali, że witaminy E, A i C mogą wywierać działanie ochronne w limfocytach ludzkich przed wytwarzaniem reaktywnych form tlenu, które są indukowane przez aflatoksynę B1.

Witamina B

W poprzednich latach przeprowadzono również pewne badania nad witaminą B w celu zbadania jej roli w leczeniu toksyczności. Kilka lat temu, Bratton i wsp., 1981 [31] wskazał, że dawka terapeutyczna tiaminy B1 jest przydatna w leczeniu lub zapobieganiu zatrucia ołowiem, gdzie witamina B1 zapobiega osadzaniu się ołowiu w tkankach miękkich, takich jak nerki, wątroba, centralny i obwodowy układ nerwowy. Dodatkowo, Khan i wsp., 2008 [32] poinformował również, że witamina B-complex ma działanie ochronne i lecznicze w toksyczności ołowiu, ponieważ może normalizować poziom parametrów hematologicznych i biochemicznych, które są zmieniane z powodu zatrucia ołowiem.

Ponadto Amagon i wsp., 2017 [33] wykazali, że połączenie witaminy B-kompleksu i metioniny może modulować wskaźniki wątrobowe, nerkowe, hematologiczne, przeciwutleniające i inne działania toksyczne, które obserwuje się u chorych narażonych na leki przeciwgruźlicze, prowadzące do poprawy wyników leczenia chorych na gruźlicę.

Witamina D i A

Do tej pory kilka numerów opublikowanych artykułów, które badały skuteczność witaminy D i witaminy A w leczeniu toksyczności, pomimo ich znanych właściwości antyoksydacyjnych. Na przykład w badaniu Zhang i wsp., 2015 r. [34], który doniósł, że witamina D może odgrywać rolę w zapobieganiu ubocznym skutkom toksycznym chemioterapii, takim jak bleomycyna. Tak więc witamina D osłabia wywołane przez bleomycynę zwłóknienie płuc poprzez opóźnianie lub tłumienie zmian ultrastrukturalnych oraz hamowanie proliferacji miofibroblastów. W innym kontekście Elshama i wsp., 2016 [35] przeprowadzili badania nad rolą witaminy A w leczeniu zatrucia i wykazali, że witamina A ma działanie ochronne w modulacji krótkotrwałej toksyczności hiperwitaminozy D3 bez zależności od jej działania antyoksydacyjnego.

Witaminy jako antidotum

Antidotum odgrywa ważną rolę w toksykologii klinicznej ze względu na jego zdolność do zmniejszania ciężkości toksyczności lub skracania czasu jej trwania; jest środkiem ratującym życie, zwiększającym szanse na powrót chorego do zdrowia i poprawiającym rokowanie [36]. Niektóre witaminy są dobrze ugruntowanymi antidotum w leczeniu niektórych przypadków zatruć. Witamina B1 (tiamina) jest niezbędnym antidotum w przypadkach ostrego zatrucia alkoholem i zespołu encefalopatii Wernicke'a [37], natomiast witamina B6 (pirydoksyna) jest uważana za jedyne antidotum na toksyczność izoniazydową [38]. Ponadto, witamina B12 (Hydroksokobalamina) jest znanym antidotum na cyjanek, stosowanym w leczeniu przypadków zatrucia cyjankiem bez ograniczania zdolności hemoglobiny do przenoszenia tlenu, w którym wiąże się ona z cyjankiem tworząc nietoksyczną cyjanokobalaminę [39]. Ponadto, witamina C jest zalecana jako antidotum w przypadkach methemoglobinemii, w których może zmniejszać tworzenie się methemoglobiny przy stosowaniu dużych dawek [40]. W powiązaniu z tym, witamina K1 (Fitonadion) jest wykorzystywana jako antidotum na toksyczność warfaryny (antagoniści witaminy K) oraz innych związków warfaryny podobnych do warfaryny, takich jak antykoagulanty gryzoniobójcze, w których zatrucie warfaryną powoduje niedobór witaminy K prowadzący do braku czynników krzepnięcia i zwiększonego ryzyka ciężkiego krwawienia [41].

PODSUMOWANIE

Wiele badań wykazało, że wiele witamin może być stosowanych jako środki lecznicze lub ochronne w licznych przypadkach zatrucia lekami i chemikaliami. Witaminy A, C i E są uważane za czynniki przeciwutleniające, które wychwytują reaktywne formy tlenu, które są produkowane poprzez toksyczność. Były one stosowane w wielu badaniach indywidualnie lub w połączeniu jako środki uzupełniające lub zapobiegawcze w oparciu o ich działanie przeciwutleniające. Kilka badań wykazało również skuteczność witamin B i D w leczeniu toksyczności.

ZALECENIE

W przyszłości należy przeprowadzić dalsze badania na człowieku w celu zweryfikowania skuteczności różnych witamin jako środków leczniczych i ochronnych w różnych toksyczności leków i chemikaliów z powodu braku badań na człowieku.

REFERENCJE

1- Vitamin and mineral requirements in human nutrition (1998) report of a joint FAO/WHO expert consultation, Bangkok, Thailand, 21-30 September.

2- Oyarzun MT, Uauy R, Olivares S (2001) Podejście oparte na żywności w celu poprawy adekwatności odżywiania witamin i minerałów. Archivos Latinoamericanos de Nutricion (Gwatemala), 51:7-18.

3- Hassan BAR (2012) Vitamins (Importance and Toxicity), Pharmaceut Anal Acta, 3: e125. Doi: 10.4172/2153-2435.1000e125

4- Arrigoni O, De Tullio MC (2002). Kwas askorbinowy: dużo więcej niż tylko antyoksydant. Biochim Biophys Acta, 1569: 1-9.

5- Mohsenikia M, Hajipour B, Somi MH, Khodadadi A, Noori M (2012) Prophylactic Effect of Vitamin C on Cyclosporine A-induced Liver Toxicity. Thrita Stud J Med Sci.; 1(1):24-6. Doi: 10.5812/Thrita.1944.

6- Osman HEH, Elshama SS, El-Kenawy AE (2012) Study Role of Antioxidant (Vitamin C) on Modulation Toxicity of Chronic Use of Monosodium Glutamate in Liver of Albino Rats, Ain Shams Journal of Forensic Medicine and Clinical Toxicology, (19):75-87.

7- Layachi N, Kechrid Z (2012) Combined protective effect of vitamins C and E on cadmium induced oxidative liver injury in rats, African Journal of Biotechnology, 11(93):16013-16020.

8- Magdy BW, Mohamed FE, Amin AS, Rana S (2016) Amelioracyjne działanie przeciwutleniaczy (witamin C i E) przeciwko toksyczności abamektyny w wątrobie, nerkach i jądrach samców szczurów albinosów, The Journal of Basic & Applied Zoology, 77: 69-82.

9- Cekic S, Pavlovic D, Sarac M, Kamenov B, Dimic A, Pavlovic V (2010) Wpływ witaminy C na toksyczność amiodaronu w tymocytach szczurów, Cent. Eur. J. Med. 6(1):58-63 .Doi: 10.2478/s11536-010-0050-5

10- Paunović MG, et al. (2016) Protective effects of quercetin and vitamin C against nicotine-induced toxicity in the blood of Wistar rats, Arh Hig Rada Toksikol; 67:304-310.
Doi: 10.1515/aiht-2016-67-2795

11- Ekaluo UB, Ikpeme EV, Ibiang YB, Amaechina OS (2013) Tłumiąca rola witaminy c na toksyczność plemników wywołaną przez glutaminian sodu u szczurów albinosów, Journal of biological sciences 13(4): 298-301.

12- Suresh MV, Menon B, Indira M (2000) Effects of exogenous vitamin C on ethanol toxicity in rats, Indian J Physiol Pharmacol; 44 (4): 401- 410.

13- Ahmadizadeh M, Abdolkany E, Afravy M (2015) The Preventive Effect of Vitamin C on Styrene-Induced Toxicity in Rat Liver and Kidney, Jundishapur J Health Sci ; 7(2): e26849. Doi: 10.5812/jjhs.26849v2.

14- Huq MA, Awal MA, Mostofa M, Ghosh A, Das AR (2008) Wpływ witaminy E i witaminy C na toksyczność wywołaną rtęcią u myszy, Progress. Agric. 19(2) : 93-100.

15- Muthu K, Krishnamoorthy P (2012) Effect of Vitamin C and Vitamin E on Mercuric Chloride - Induced Reproductive Toxicity in Male Rats, Biochem Pharmacol 1:102. Doi:10.4172/2167-0501.1000102

16- El-Ridi MR, Rahmy TR (2000) Action of vitamin C against acetaminophen - induced hepatorenal toxicity in rats, Journal of Toxicology: Toxin Reviews, 19:3-4, 275-304. Doi:10.1081/TXR-100102324.

17- Beata Ol, Barbara W, Andrze SB (2000) Witamina C hamuje toksyczność cisplatynową płytek krwi, Leki przeciwnowotworowe, 11(6): 487-493

18- Uboh F, Ebong P, Udosen E (2010) Effect of vitamin C on gasoline vapor-İnduced Reproductive toxicity in female rats, Turkish Journal of Endocrinology and Metabolism 14(2): 26-30.

19- Gavazza, MB, Catala, A (2006) Wpływ alfa-tokoferolu na peroksydację lipidową mikrosomów i mitochondriów z jąder szczurów, Prostaglandyn Leukot Essent Fatty Acids. 74, 247.

20- Olsvik PA, Berntssen MHG, Søfteland L (2015) Modifying Effects of Vitamin E on Chlorpyrifos Toxicity in Atlantic Salmon, PLoS ONE 10(3): e0119250. Doi:10.1371/journal.pone.0119250

21- Elblehi SS, Oda SS, Tohamy HG, Elmanakhly EM (2015) Protective Effect of Vitamin E and Selenium Combination on Cypermethrin-Induced Toxicity in Male Rats, Alexandria Journal of Veterinary Sciences, 47: 158-165. Doi: 10.5455/ajvs.203149

22- Halvaei Z, Tehrani H, Soltaninejad K, Abdollahi M, Shadnia S (2017) Witamina E jako nowa terapia w leczeniu ostrego zatrucia fosforem glinu, Turk J Med Sci, 47: 795-800. Doi:10.3906/sag-1512-6

23- Nagda G, Bano H, Bhatt DK (2011) Protective Effect of Vitamin E on Endosulfan Induced Testicular Toxicity in Swiss Mice (Musculus), Journal of Experimental Sciences, 2(6): 29-34.

24- Zaahkouk SAM, Helal EGE, Abd-Rabo TEI, Rashed SZA (2000) Carbamate Toxicity and Protective effect of vit. A and vit. E on some biochemical aspects of male albino rats, The Egyptian Journal of Hospital Medicine, 1 : 60 - 77

25- Mufazalova NA, Treshchalin ID, Treshchalina EM, Sedakova LA, Andronova NV (2004) Effects of T-Activin and Vitamin E on Toxicity and Antitumor Activity of Cyclophosphamide, Bulletin of Experimental Biology and Medicine, Pharmacology and Toxicology, 1: 37-39.

26- Ebuehi OA, Ogedegbe RA, Ebuehi OM (2012) Podawanie doustne witaminy C i amelioranów witaminy E ołowiu wywołało hepatotoksyczność i stres oksydacyjny w mózgu szczura, Nig Q J Hosp Med, 22:85-90.

27- Nishad P, Mohini (2017) Effect of vitamin E supplementation on heavy metal induced renal toxicity in rat mode, International Journal of Food Science and Nutrition, 2(3): 77-79.

28- Gawad FA, Rizk AA, Jouakim MF, Abd El Halem MZ (2018) Amiodaronowa toksyczność płuc i ochronna rola witaminy E u dorosłych samców szczura albinosów, Eur. J. Anat. 22 (4): 323-333.

29- Oyeyemi WA, Shittu ST, Kolawole TA, Ubanecheand P, Akinola AO (2015) Protective Effect of Vitamin E on Nicotine Induced Reproductive Toxicity in Male Rats, Nigerian Journal of Basic and Applied Science, 23(1): 7-13. Doi: http://dx.doi.org/10.4314/njbas.v23i1.2

30- Alpsoy L, Yildirim A, Agar G (2009) Przeciwutleniający wpływ witaminy A, C i E na stres oksydacyjny wywołany aflatoksyną B1 w limfocytach ludzkich, Toksykologia i zdrowie przemysłowe, 25: 121-127.

31- Bratton GR, Mudzk J, Bell MC, Warnock LG (1981) Tiamina (witamina B1) Wpływ na zatrucie ołowiem i osadzanie się ołowiu w tkankach: Therapeutic Potential, Toxicology and Applied Pharmacology, 59, 164- 172.

32- Khan MSH, Mostofa M, Jahan MS, Sayed MA, Hossain MA (2008) Wpływ czosnku i kompleksu witaminy B- na toksyczność octanu ołowiu u myszy, Banglia. J. Vet. Med., 6 (2): 203-210.

33- Amagon KI, Awodele O, Akindele AJ (2017) Metionina i ameliorat witaminy B o złożonym składzie amelioranowym, toksyczność indukowana przez leki przeciwgruźlicze u narażonych pacjentów, Pharmacology Research & Perspectives, 5(5): e00360

34- Zhang Z, Yu X, Fang X, Liang A, Yu Z, Gu P, Zeng Y, et al., (2015) Prewencyjny wpływ leczenia witaminą D na wywołane przez bleomycynę zwłóknienie płuc, Sci. Rep. 5, 17638. Doi: 10.1038/srep17638

35- Elshama SS, Osman HEH, El-Kenawy AE, Youseef HM (2016) Comparison between the protective effects of vitamin K and vitamin A on the modulation of hypervitaminosis D3 short-term toxicity in adult albino rats, Turkish Journal of Medical Sciences, 46 (2): 524-538.

36- Haines JA, Meredith T, Jacobsen D, Pronczuk de Garbino J (1997) International Evaluation of Antidotes, Introduction. J Toxicol. Clin. Toxicol ; 35 (1): 125-126.

37- Thomson AD, Cook CCH, Touquet R, Henry JA (2002) Alkohol i alkoholizm, 37(6): 513-521.

38- Bhise SB (2017) Isoniazid Toxicity. J. Narkotyk. Des. Res., 4(7): 1060-1068.

39- Hamel J (2011) A Review of A Review of Acute Cyanide Poisoning With a Treatment Update, Critical Care Nurse, 31(1):72-82.

40- Lee KW, Park SY (2014) High-dose vitamin C as treatment of methemoglobinemia, American Journal of Emergency Medicine, 32 (8): 935-942.

41- Nelson LS, Lewin NA, Howland MA, Hoffman RS, Goldfrank LR, Flomenbaum NE (2011) Goldfrank's Toxicologic Emergencies, 9th Edition, New York: McGraw Hill;. s. 1940.

Rozdział 4

Nigella Sativa

ABSTRACT

Nigella sativa była używana w medycynie ludowej jako obiecująca roślina lecznicza od wielu lat. Skuteczność terapeutyczną ssNigella sativa przypisuje się tymochinonowi, który ma działanie cytoprotekcyjne. Tymochinon jest silnym przeciwutleniaczem poprzez redukcję czynników utleniających i indukcję cząsteczek przeciwutleniających. Wiele badań dowiodło, że Nigella sativa ma skuteczny efekt prewencyjny i leczniczy w wielu przypadkach odurzonych. Większość z tych badań wykazała, że Nigella sativa ma zdolność zapobiegania lub leczenia poważnych objawów toksycznych powszechnych leków, w tym niektórych leków chemioterapeutycznych, antybiotyków i środków przeciwbólowych, oprócz niektórych chemikaliów, takich jak środki owadobójcze, rozpuszczalniki organiczne i pierwiastki toksyczne.

WPROWADZENIE

Medycyna ludowa lub alternatywna, oparta na roślinach ziołowych, była przez wieki tradycyjnie stosowana w wielu chorobach w różnych częściach świata, zwłaszcza w krajach rozwijających się. Do tej pory jest on nadal wykorzystywany na obszarach wiejskich, gdzie 80% ludności Azji i Afryki wykorzystuje go w podstawowej opiece zdrowotnej. Przeprowadzono więc wiele badań na tych roślinach leczniczych w celu zbadania ich skuteczności i bezpieczeństwa [1]. Nigella sativa jest cudowną rośliną leczniczą ze względu na swoje szerokie działanie lecznicze, które było gwarantowane historycznie i religijnie. Nigella sativa nazywana jest czarnym ziarnem wśród muzułmanów, gdzie w medycynie proroczej została wymieniona jako obiecująca roślina lecznicza [2].

Nigella sativa należy do rodziny Ranunculaceae, która rośnie spontanicznie w kilku rejonach świata. Roślina ta zawiera dużo drobnych, ciemno czarnych ziaren, które są używane w serach, chlebie i ciastkach jako znany dodatek przyprawowy i smakowy. Jednak ze względu na zgłaszane efekty terapeutyczne był on również stosowany w medycynie tradycyjnej jako środek zaradczy na wiele chorób. Czarne nasiona zawierają ponad 100 bioaktywnych molekuł, takich jak różne rodzaje witamin (A, B, C) i minerałów (wapń, potas, cynk, żelazo) oprócz nasyconych i nienasyconych kwasów tłuszczowych [3]. Według wielu badań nasiona Nigella sativa i jej olej mają szeroki zakres działania leczniczego, w którym uznaje się ją za środek przeciwnadciśnieniowy, przeciwcukrzycowy, przeciwzapalny, moczopędny, przeciwbólowy, przeciwbakteryjny, przeciwwirusowy, przeciwrobaczy, immunomodulujący, przeciwnowotworowy i przeciwutleniający [4].

Korzyści zdrowotne Nigella sativa wynikają z jej aktywnych składników, które są skoncentrowane w olejku stałym i eterycznym. Olej ten jest bogatym źródłem bioaktywnych fitochemikaliów, które stanowią 85% ogółu związków, takich jak tymochinon i tokoferole [5]. Suplementacja olejkiem z nigelli sativy w produktach spożywczych jest wykorzystywana do promowania zdrowia ludzkiego w walce z powszechnymi zaburzeniami, takimi jak hiperglikemia i hipercholesterolemia. Wartość odżywcza oleju Nigella sativa wynika z jego zdolności do ochrony żywności przed degradacją podczas przetwarzania i przechowywania. Olej z Nigella sativa zmniejsza wzrost drobnoustrojów i opóźnia utlenianie materiałów ulegających utlenianiu, takich jak lipidy [6].

Skuteczność terapeutyczną Nigella sativa przypisuje się jej podstawowemu składnikowi, którym jest tymochinon i jego pochodnym, będącym cytoprotekcyjnym środkiem ochronnym, dzięki silnemu działaniu antyoksydacyjnemu poprzez redukcję czynników utleniających i indukcję komórkowych cząsteczek antyoksydacyjnych [7]. Z tego punktu widzenia zwrócono większą uwagę na stosowanie Nigella sativa jako środka zapobiegawczego i leczniczego w przypadkach zatruć, w których toksyczne objawy leków i zatrucia chemiczne przypisuje się procesowi stresu oksydacyjnego, który wytwarza reaktywne formy tlenu prowadzące do uszkodzenia różnych składników komórkowych i peroksydacji lipidów w różnych organach, takich jak nerki, wątroba i mózg [8,9].

W ostatnich latach przeprowadzono wiele badań na temat Nigella sativa, wykorzystując jej zalety zdrowotne do rozwiązywania wielu problemów medycznych. Tak więc, w niniejszym artykule starano się skupić na profilaktycznej i terapeutycznej roli Nigella sativa w przypadkach zatruć, opierając się na dostępnych opublikowanych badaniach.

Nigella sativa i zatrucie narkotykami

W poprzednich latach przeprowadzono wiele badań w celu zbadania skuteczności nigella sativa w zwalczaniu objawów toksycznych, które pojawiają się w wyniku stosowania niektórych powszechnie stosowanych leków. Cyklofosfamid jest uważany za jeden z tych leków, które wywołują znaną znaczącą toksyczność w dziedzinie klinicznej, w której powodują znaczące zmiany w funkcji wątroby i nerek, spadek stężenia hemoglobiny, wzrost poziomu cukru we krwi związany ze wzrostem poziomu triglicerydów, cholesterolu i lipoprotein o małej gęstości.

Alenzi i jego współpracownicy [10] badali prewencyjną rolę Nigella sativa w modulowaniu toksyczności cyklofosfamidu, w którym udowodnili zdolność Nigella sativa jako przeciwutleniacza do przezwyciężenia ogólnej toksyczności cyklofosfamidu, wynikającej z nadprodukcji reaktywnych przypraw tlenowych i związanego z tym stresu oksydacyjnego.

W powiązanym kontekście Gore i wsp., 2016 [11] wykazali, że cyklofosfamid może wywoływać krwotoczne zapalenie pęcherza moczowego w oparciu o wzrost stresu oksydacyjnego, cytokin zapalnych i związanych z tłumieniem aktywności czynnika jądrowego związanego z erytroidem 2 (Nrf2). Ponadto Gore i jego współpracownicy wskazali, że wielokrotne stosowanie cyklofosfamidu przez długi okres czasu może prowadzić do raka pęcherza moczowego. Tak więc, badanie Gore et al., wykazało profilaktyczne działanie tymochinonu (aktywnego składnika Nigella sativa) przeciwko krwotocznemu zapaleniu pęcherza moczowego wywołanemu przez cyklofosfamid, poprzez zmniejszenie stresu oksydacyjnego, hamowanie uszkodzenia DNA i zwiększenie ekspresji Nrf2.

W tym samym kontekście Suddek i wsp. [12] wskazywali, że tymochinon może osłabić uszkodzenie płuc wywołane cyklofosfamidem poprzez przywrócenie poziomu enzymów antyoksydacyjnych, a także zmniejszenie wydzielania cytokiny prozapalnej i peroksydacji lipidów w tkankach płuc. Ponadto tymochinon znacząco złagodził zmiany histopatologiczne płuc i poprawił związane z nimi biomarkery w surowicy, a następnie reakcje zapalne.

Ponadto prowadzono inne badania nad korzystnym działaniem tymochinonu jako przeciwutleniacza i przeciwzapalnego modulującego toksyczne działanie innego środka chemioterapeutycznego, jakim jest cisplatyna. Al-Malki i Sayed

[13] zasugerowali, że tymochinon może złagodzić wszystkie toksyczne działania cisplatyny na wątrobę, w którym poprawia toksyczne zmiany histopatologiczne wątroby, osłabia aktywowany NF-κB w wątrobie, zwiększa aktywność enzymów antyoksydacyjnych, w tym peroksydazy glutationowej i transferazy glutationowej S w tkankach wątrobowych oraz zmniejsza poziom aldehydu malonowego. Ponadto znacznie obniżono ekspresję i stężenie czynnika martwicy nowotworów zapalnych, syntezy tlenku azotu i interleukiny, co wpłynęło na poprawę metabolizmu energetycznego, przyspieszenie regeneracji uszkodzonych organelli i wzmocnienie endogennego mechanizmu obrony antyoksydacyjnej [14].

Z drugiej strony, inne badania wykazały, że tymochinon może być środkiem renoprotekcyjnym przeciwko nefrotoksyczności wywołanej cisplatyną [15], w którym tymochinon ma zdolność do zapobiegania powstawaniu i postępowi nefrotoksyczności poprzez zmniejszenie peroksydacji lipidów i zwiększenie aktywności enzymów antyoksydacyjnych w tkankach nerkowych [16]. Hosseinian i jego współpracownicy [17] poparli również rolę stresu oksydacyjnego w patofizjologii nefrotoksyczności cisplatynowej i wyjaśnili zdolność Nigella sativa do regeneracji uszkodzeń nerek.

Podobnie Badary i wsp., 2000 [18] wykazali, że wysoki potencjał antyoksydacyjny tymochinonu może istotnie modulować hiperlipidemiczną nefropatię białkomocz i albuminurię wywołaną doksorubicyną, w której jest on uważany za środek ochronny dla białkomoczu i hiperlipidemii związanej z zespołem nerczycowym. Ponadto Alam i wsp., 2018 [19] stwierdzili, że tymochinon ma działanie ochronne przed kardiotoksycznością wywołaną doksorubicyną poprzez przyspieszenie mechanizmu obrony antyoksydacyjnej serca i obniżenie poziomu peroksydacji lipidów w kierunku normalności. Tymochinon może być zatem wykorzystany jako potencjalny lek w kardiomiopatii toksycznej zgodnie z Nagi i Mansour, 2000 [20].

Co więcej, Nigella sativa może mieć kardioprotekcyjne działanie według badań Ebru i jego współpracowników [21], którzy donieśli, że jej olej może zmniejszać kardiotoksyczność cyklosporyny A ze względu na jej działanie antyoksydacyjne, w którym zniewaga sercowa jest konsekwencją stresu oksydacyjnego, który jest spowodowany toksycznym działaniem cyklosporyny. Ponadto, olej z Nigella sativa może zlikwidować wszystkie toksyczne objawy cyklosporyny na sercu, zmniejszając peroksydację lipidów, poprawiając utlenianie białek komórkowych i normalizując zmiany histopatologiczne w sercu.

W ostatnich latach przeprowadzono szereg badań nad ochronną rolą Nigella sativa przed uszkodzeniem wątroby wywołanym paracetamolem, które objawia się zaburzeniami w badaniach wątroby i funkcji nerek związanymi z toksycznymi zmianami histopatologicznymi wątroby i nerek.

Hasan i jego współpracownicy [22] potwierdzili profilaktyczną rolę Nigella sativa w zwalczaniu hepatotoksyczności i nefrotoksyczności paracetamolu, podczas gdy Canayakin i jego współpracownicy [23] wykazali profilaktyczną rolę Nigella sativa w zwalczaniu nefrotoksyczności paracetamolu, gdzie

Hamza i wsp, [24] oraz Adam i wsp., [25] odnieśli się do hepatoprotekcyjnego działania Nigella ssativa na stres oksydacyjny i hepatotoksyczność wywołaną acetaminofenem. Zgodnie z wynikami tych badań, hepatoprotekcyjną rolę Nigella sativa przypisuje się bezpośredniemu i pośredniemu oddziaływaniu tymochinonu, w którym jest on przeciwutleniaczem, oprócz wzmacniania aktywności innych przeciwutleniaczy, takich jak glutation, katalaza i dysmutaza nadtlenkowa wzmacniająca mechanizm antyoksydacyjny organizmu przed stresem oksydacyjnym. Z drugiej strony, nefroprotekcyjna rola Nigella sativa wynika z nasilenia syntezy prostaglandyn prowadzącej do niedostatecznej perfuzji nerek oprócz detoksykacji wolnych rodników poprzez znaczne usprawnienie aktywności enzymów antyoksydacyjnych promujących mechanizm antyoksydacyjny.

W przeciwnym razie Omar, 2015 [26] zwrócił większą uwagę na neuroprotekcyjną rolę Nigella sativa i udowodnił, że podawanie jej oleju może chronić neurony korowe i aksony mielone przed zmianami toksycznymi wywołanymi tramadolem, gdzie łagodzi ultrastrukturalne zmiany apoptotyczne w korze mózgu ruchowego. Z drugiej strony, Elkhateeb i wsp., 2015 [27] wskazali na hepatoprotekcyjne i nefroprotekcyjne działanie oleju lnianego z Nigella sativa na hepatotoksyczność i nefrotoksyczność tramadolu.

Elshama i wsp., 2013 [28] udowodnili również, że Nigella sativa może modulować toksyczne objawy jąder kolchicyny poprzez normalizację poziomu testosteronu w osoczu, zmniejszając liczbę plemników o nieprawidłowym kształcie, poprawiając ruchliwość plemników i zdolność do życia. W innym kontekście Ali, 2004 [29] i Rehman i in., 2012 [30] wykazali zdolność Nigella sativa do łagodzenia toksycznych dla nerek skutków gentamycyny normalizującej parametry biochemiczne nerek i zmiany morfologiczne nerek.

Każdego dnia, wraz z rozwojem badań naukowych, pole wykorzystania Nigella sativa w leczeniu przypadków zatruć zostaje rozszerzone w celu przezwyciężenia toksycznych skutków ubocznych innych nowych środków leczniczych, takich jak hiperwitamina, oksytetracyklina, izoproterenol, walproinian sodu i izoniazyd.

Według Al-Suhaimi, 2012 [31] Olej z Nigella sativa ma znaczne działanie hepatoprotekcyjne przeciwko hiperwitaminozie A i humoralnej odpowiedzi immunologicznej na zatrucie witaminą A, w której jest skutecznym indukatorem IgG i IgM w surowicy z wysokimi dawkami witaminy A.

W powiązanym kontekście Abdel-Daim i Ghazy, 2015 r. [32] wskazali na hepatoprotekcyjne i renoprotekcyjne działanie olejku Nigella sativa przeciwko oksytetracyklinie - hepatotoksyczności indukowanej i nefrotoksyczności, natomiast Hassan i wsp, W 2017 roku [33] wykazano kardioprotekcyjne działanie Nigella sativa przeciwko zawałowi serca wywołanemu izoproterenolami poprzez przywrócenie prawidłowego poziomu biomarkerów serca oraz markerów antyoksydacyjnych związanych z modulacją zmian histopatologicznych w sercu.

Ponadto, Wahba, 2011[34] sugerował, że Nigella sativa może również chronić tkanki jąder przed toksycznym działaniem walproinianu sodu. Zgodnie z wynikami poprzednich badań, badanie Hassana i wsp., 2012 [35] odnosiło się również do ochronnej roli Nigelli sativy w hepatotoksyczności innego leku, który jest jednym z leków przeciwgruźliczych (izoniazyd).

Tabela (1) przedstawia podsumowanie dobroczynnego działania Nigella sativa na wyżej wymienione leki odurzające związane z uszkodzonym organem lub układem.

Tabela (1): Osłabiające działanie Nigella sativa na różne leki odurzające

Lek	**Organ dotknięty cho lub System**	**Odniesienie**
Cyklofosfamid	Krwotoczne zapalenie pęcherza moczowego	Alenzi i jego koledzy [10] Gore et al., [11] Suddek et al., [12]

	Uraz płuc	
Cisplatin	Hepatotoksyczność Nefrotoksyczność	Al-Malki i Sayed , [13] Hosseinian i jego współpracownicy [
Doxorubicin	Hiperlipidemia nefropatia Kardiotoksyczność Toksyczna kardiomioı	Badary et al., 2000 [18] Alam et al., 2018 [19] Nagi i Mansour, 2000 [20]
Cyklosporyna	Kardiotoksyczność	Ebru i jego współpracownicy [21]
Paracetamol	Hepatotoksyczność Nefrotoksyczność	Hasan i jego koledzy [22] Canayakin i jego współpracownicy [2 Hamza et al., [24] Adam i inni, [25]
Tramadol	Eurotoksyczność Hepatotoksyczność Nefrotoksyczność	Omar, 2015 [26] Elkhateeb et al., 2015 [27]
Kolchicyna	Toksyczność jąder	Elshama i in., 2013 [28]
Gentamicin	Nefrotoksyczność	Ali, 2004 [29] Rehman et al., 2012 [30]
Hiperwitaminaoza A	Hepatotoksyczność	Al-Suhaimi, 2012 [31]
Oxytetracycline	Hepatotoksyczność Nefrotoksyczność	Daim i Ghazy, 2015 [32]
Izoproterenol	Kardiotoksyczność	Hassan et al., 2017 [33]
Valproate sodowy	Toksyczność jąder	Wahba , 2011 [34]
Isoniazid	Hepatotoksyczność	Hassan et al., 2012 [35]

Nigella sativa i zatrucie chemiczne

W innym kontekście, szereg badań koncentrowało się na ochronnej roli Nigella sativa przed zatruciem chemicznym i zostało przeprowadzonych w celu uzyskania owocnych wyników w tej dziedzinie. Nagi i Almakki, 2009 [36] wykazali, że Nigella sativa jest obiecującym środkiem profilaktycznym przeciwko toksyczności chemicznej i kancerogenezie poprzez zwiększenie aktywności transferu glutationu i reduktazy chinonowej. El Gendy i wsp., 2007 [37] podali, że Nigella sativa koryguje toksyczne zaburzenie biochemiczne wywołane podaniem prekursorów nitrozaminy, w którym poprawia poziom markerów stresu oksydacyjnego, takich jak zmniejszony glutation, tlenek azotu oraz geny związane z rakiem, takie jak bcl2, p53 i HER-2/neu.

Co więcej, Ahmad i Alkreathy, 2018 r. [38] udowodnili, że dobroczynny wpływ Nigella sativa na toksyczność wątrobową wywołaną tioacetamidem, w której tioacetamid jest klasyfikowany jako silny środek hepatotoksyczny i rakotwórczy o budowie centralnej w klasie 2B. Godne uwagi, ostre i przewlekłe narażenie na tioacetamid prowadzi do toksyczności wątrobowej poprzez zakłócenie aktywności DNA, RNA, syntezy białek i transpeptydazy gamma-glutamylu przez jego bioaktywne metabolity.

W innym kontekście Nigella sativa posiada zdolność przeciwdziałania toksycznemu wpływowi promieniowania gamma na błonę śluzową jamy ustnej, łagodząc toksyczne zmiany morfologiczne [39]. Jest to również obiecujący środek radioprotekcyjny przeciwdziałający hemopoetycznemu, immunosupresyjnemu i oksydacyjnemu działaniu toksyczności promieniowania gamma [40].
Ponadto Nagilla sativa ma działanie ochronne przed toksycznością innego nieorganicznego związku chemicznego, jakim jest azotyn sodu; jest powszechnie stosowanym

utrwalaczem barwników i konserwantem. Tymochinon jest w stanie przywrócić prawidłową równowagę pomiędzy cytokinami pro- i przeciwzapalnymi oraz chronić tkankę nerkową w postaci zewnątrzpochodnej i wewnątrzpochodnej apoptozy, która jest przypisywana toksyczności azotynu sodu [41]. Mansour i in., 2001[42] wykazali również ochronny wpływ oleju lotnego z Nigella sativa na uszkodzenia wątroby wywołane przez tetrachlorek węgla jako skuteczny przeciwutleniacz zgodnie z zaleceniami Krishnana i Muthukrishnana, 2012[43].

W poprzednich latach przeprowadzono dużą liczbę badań dotyczących wykorzystania ochronnego działania Nigella sativa w poprawie hepatotoksyczności innych czynników toksycznych, takich jak etanol. Alsaif, 2007 [44] i Develi et al., 2014[45] wskazali, że Nigella sativa jest skutecznym środkiem ochrony przed hepatotoksycznością wywołaną stresem oksydacyjnym zgodnie z Hosseini et al., 2017 [46], którzy potwierdzili również ochronne działanie tymochinonu przeciwko hepatotoksyczności wywołanej etanolem i nefrotoksyczności łącznie. El-Dakhny i wsp., 2000 [47] stwierdzają, że Nigella sativa wywiera gastroprotekcyjny wpływ na wrzód wywołany etanolem poprzez znaczny wzrost poziomu glutationu, zawartości mucyny oraz wolnej kwasowości związanej ze znacznym obniżeniem zawartości histaminy w śluzówce żołądka.

Toluen jest jednym z węglowodorów aromatycznych, w którym jest stosowany jako główny rozpuszczalnik w wielu produktach gospodarstwa domowego i miejscach pracy. Wdychanie toluenu jest jedną z najbardziej popularnych form znęcania się inhalacyjnego, w której przewlekłe narażenie na toluen jest jedną z najpoważniejszych toksyczności chemicznych. Tak więc, toksyczne skutki przewlekłego narażenia na toluen były szeroko badane przez naukowców w celu znalezienia rozwiązania chroniącego układy organizmu, takie jak centralny układ nerwowy i płuca, przed jego poważnym wpływem.

W ostatnich latach więcej uwagi poświęcił temu problemowi Kanter, który przeprowadził kilka badań dotyczących przewlekłego narażenia na toluen i jego wpływu na OUN, płuca i jądra, stosując Nigella sativa i pochodne tymochinonu jako środek ochronny w celu poprawy jego toksycznych objawów. Kanter wykazał, że Nigella sativa może poprawić neurodegenerację w hipokampie, która jest spowodowana przewlekłą ekspozycją na toluen [48]. W innym badaniu Kanter udowodnił, że Nigella sativa jest w stanie modulować toksyczność płucną toluenu poprzez hamowanie zapalnych odpowiedzi płucnych, obrzęków pęcherzyków płucnych i wysięku, włóknienia śródmiąższowego i martwicy, oprócz znacznego zmniejszenia aktywności apoptozy, indukowanej syntazy tlenku azotu oraz zwiększenia ekspresji białka surfaktantowego D w płucach [49]. W trzecim badaniu Kantera, Nigella sativa wykazała doskonałą skuteczność w zapobieganiu toksyczności jąder wywołanej toluenem i przywróceniu spermatogenezy poprzez znaczne zmniejszenie syntazy tlenku azotu w śródbłonku oraz wzrost ekspresji proliferującego komórkowego antygenu jądrowego w tkankach jąder [50].

Aluminium jest kolejnym chemicznie toksycznym pierwiastkiem i ma poważne zagrożenia dla zdrowia ludzkiego; jego narażenie drogą pokarmową prowadzi do hepatotoksyczności, nefrotoksyczności i zmian hematologicznych. W wielu badaniach wykorzystano Nigella sativa w celu zminimalizowania zagrożeń związanych z aluminium. Badania te wskazały na ochronne działanie nigelli sativy na toksyczność glinu, gdzie przy jednoczesnym podawaniu czarnych nasion z glinu stwierdzono wyraźną poprawę parametrów biochemicznych wątroby i nerek [51,52] oraz złagodzenie wyników badań histopatologicznych i zaburzeń hematologicznych [53].

W różnych rodzajach badań udowodniono działanie dobroczynne Nigella sativa na toksyczność innych pierwiastków. Parveen i Shadabig, 2011 [54] wykazali ochronne działanie na aberracje chromosomalne wywołane przez żelazo w komórkach szpiku kostnego, podczas gdy Farrag i wsp., 2007 [55] wykazali profilaktyczną rolę na toksyczność wątrobową wywołaną ołowiem. W powiązanym kontekście Mohammed i wsp., [56] odniósł się również do zdolności Nigella sativa do tłumienia nefrotoksyczności i neurotoksyczności wywołanej kadmem na podstawie badań biochemicznych i histologicznych.

Ostatnio przypadki zatruć powszechnie stosowanymi chemikaliami środowiskowymi, takimi jak pestycydy i insektycydy, stają się jednym z najbardziej toksykologicznych problemów, z jakimi borykają się lekarze w dziedzinie medycyny klinicznej. Tak więc wielu badaczy skoncentrowało się na swoich badaniach, aby znaleźć nowy, skuteczny substytut do leczenia lub zapobiegania toksyczności środków owadobójczych. Tak więc Nigella sativa została wykorzystana w wielu z tych różnych badań jako nowy środek zapobiegawczy w przypadkach zatrucia środkami owadobójczymi.

Suleman i wsp., 2017 r. [57] wskazali na zdolność olejku Nigella sativa do łagodzenia hepatotoksyczności wywołanej ekspozycją na bifentrynę, natomiast Ince i wsp., 2012 r. [58] podali, że tymochinon może osłabiać toksyczność w wyniku stosowania pyretroidy, w której może zapobiegać stresowi oksydacyjnemu i toksyczności cypermetryny.

Propoxur jest kolejnym szeroko stosowanym środkiem owadobójczym karbaminianu, który ma działanie neurotoksyczne, wywołujące peroksydację lipidów i białek, spadek aktywności esterazy acetylocholiny w mózgu związany ze spadkiem poziomu aktywności antyoksydacyjnej i antyoksydantów nieenzymatycznych. Mohamadin i wsp., 2010 [59] stwierdzają, że Nigella sativa znacząco zmniejsza toksyczność ospową i stres oksydacyjny w mózgu poprzez mechanizm wymywania wolnych rodników.

W powiązanym kontekście Pourgholamhossein i in., 2016 [60] wykazali, że tymochinon może łagodzić zwłóknienie płuc wywołane herbicydem parakwatowym poprzez hamowanie stresu oksydacyjnego i obniżanie genów prozwłóknieniotwórczych, gdzie parakwat jest uważany za jeden z wysoce toksycznych pestycydów, które powodują poważną toksyczność u ludzi. Ponadto, inne badania potwierdziły ochronną rolę oleju z Nigella sativa przed chloropiryfosem, który również jest jednym z najczęściej stosowanych środków owadobójczych na świecie. Badanie to wykazało, że równoczesne podawanie olejku Nigella sativa i chloropiryfosu może odwrócić wszystkie objawy toksyczności reprodukcyjnej, dzięki czemu poprawia się poziom testosteronu, obraz nasienia, aktywność enzymów antyoksydacyjnych i zmiany histopatologiczne jąder [61].

Wreszcie ochronny wpływ Nigella sativa rozszerzył się w celu przezwyciężenia toksycznego wpływu innych czynników chemicznych, takich jak tartrazyna, która jest powszechnie stosowana jako dodatek do żywności i leków poprawiających jej smak. Al-Seenia i wsp., 2018 [62] stwierdzili, że Nigella sativa może chronić przed toksycznym działaniem tartrazyny poprawiającym funkcje nerek i wątroby oraz inne objawy toksyczne na jądrach i żołądku. Nigella sativa może również normalizować białko całkowite, cholesterol całkowity, trójglicerydy, lipoproteiny o niskiej i wysokiej gęstości, aktywność antyoksydacyjną i peroksydację lipidów w różnych tkankach ciała.

W tabeli (2) przedstawiono podsumowanie korzystnego wpływu Nigella sativa na wyżej wymienione czynniki toksyczne związane z uszkodzonym organem lub układem.

Tabela (2): Ameliatywne działanie Nigella sativa na różne czynniki toksyczne

zynnik toksyczny	Organ dotknięty chorobą lub System	Odniesienie
Nitrozamina	Hepatotoksyczność	El Gendy et al., 2007 [37]
Tioacetamid	Hepatotoksyczność Nefrotoksyczność	Alkreatia, 2018 [38]
Gamma Radiacja	Jejunalne uczucie Hemotoksyczność mmunotoksyczność	Orhon, et al., 2016 [39] Zbadane, 2010 [40]
Sód Azotyn	Nefrotoksyczność	Elsherbiny et al., 2017 [41]
Carbon Tetrachlorek	Hepatotoksyczność	Mansour et al., 2001 [42] Krishnan i Muthukrishnan, 2012 [43]
Etanol	Hepatotoksyczność Nefrotoksyczność syczny wrzód żołądka	Alsaif, 2007 [44] Develi et al., 2014 [45] Hosseini et al., 2017 [46] El-Dakhny et al.., 2000 [47]
Toluen	Czułość CNS Toksyczność płucna Toksyczność jąder	Kanter [48] Kanter [49] Kanter [50]
Aluminium	Nefrotoksyczność Hepatotoksyczność Hematotoksyczność	Mahdy i Farrag , 2009 [51] Mohammed, 2010 [52] Mohamed i Awad , 2008 [53]
Żelazo	Chromosomalny Aberracje	Parveen i Shadabig, 2011 [54]

Ołów	Iepatotoksyczność Nefrotoksyczność	Farrag i in., 2007 [55]
Kadm	Nefrotoksyczność Eurotoksyczność	Mohammed et al., [56]
Bifenthrin	Iepatotoksyczność	Suleman et al., 2017 [57]
Piretyda	syczność oksydacyjna	Ince et al., 2012 [58]
Propoxur	Eurotoksyczność	Mohamadin i in., 2010 [59]
Paraquat	Zwłóknienie płuc	Pourgholamhossein et al.., 2016 [60]
Chlorpyrifos	ność reprodukcyjna	Mosbah et al., 2014 [61]
Tartrazyna	Iepatotoksyczność Nefrotoksyczność Toksyczność jąder	Al-Seenia et al., 2018 [62]

PODSUMOWANIE

Nigella sativa jest jedną z roślin leczniczych, które mają wspaniałe działanie ochronne i lecznicze w wielu przypadkach odurzonych. Szereg badań wykazało, że Nigella sativa jest silnym przeciwutleniaczem i ma wyjątkową skuteczność w zapobieganiu lub leczeniu toksycznych objawów niektórych popularnych leków i substancji chemicznych w oparciu o jej mechanizm stresu oksydacyjnego wywołującego toksyczność.

ZALECENIE

W przyszłości powinny być prowadzone dalsze badania na ludziach w celu zbadania skuteczności profilaktycznej i leczniczej Nigella sativa w różnych przypadkach zatrucia.

REFERENCJE

1- Światowa Organizacja Zdrowia (WHO), "Tradycyjna medycyna", arkusz informacyjny 134. Genewa: WHO, 2008.

2- Islam MT, Guha B, Hosen S, et al. Nigellalogy: Recenzja o Nigelli Sativie. MOJ Bioequiv. Availab 2017; 3:167-181.

3- Gharby S, Harhar H, Guillaume D, et al. Dochodzenie chemiczne w sprawie oleju z nasion Nigella sativa L. produkowanego w Maroku. J Saudi Soc Agric Sci 2015; 14: 172-177.

4- Ahmad A, Husain A, Mujeeb M, et al. A review on therapeutic potential on Nigella sativa: Cudowne zioło. Asian Pac J Trop Biomed 2013 ; 3 :337-352.

5- Cheikh-Rouhoua S, Besbesa S, Lognayb G, et al. Skład olejków z nasion kminku czarnego (Nigella sativa L.) i sosny Aleppo (Pinus halepensisMill.). J Food Comp Anal 2008; 21: 162-168.

6- Ramadan MF. Wartość odżywcza i zastosowanie olejku eterycznego Nigella sativa: mini przegląd. Journal of Essential Oil Research 2015; 27: 271-275.

DOI :10.1080/10412905.2015.1045564

7- Amin B, Hosseinzadeh H. Black Cumin (Nigella sativa) i jej składnik aktywny, Tymochinon: Omówienie działania przeciwbólowego i przeciwzapalnego. Planta Med 2016; 82: 8-16.

8- Sahebkar A, Beccuti G, Simental-Mendía LE, i in. Nigella sativa (czarne nasiona) wpływa na stężenie lipidów w osoczu krwi u ludzi: Przegląd systematyczny i meta-analiza randomizowanych badań kontrolowanych placebo. Pharmacol Res 2016; 106: 37-50.

9- Ali BH, Blunden G, właściwości farmakologiczne i toksykologiczne Nigella sativa. Phytother Res 2003; 17: 299-305.

10- Alenzi FQ, El-bolkiny YE, Salem ML. Działanie ochronne oleju Nigella sativa i tymochinonu przed toksycznością wywołaną przez lek przeciwnowotworowy cyklofosfamid. British journal of biomedical science 2010; 67: 20-27.

11- Gore PR, Prajapati CP, Mahajan UB, et al. Ochronne działanie tymochinonu przed Cyklofosfamidem - indukowanym krwotocznym zapaleniem pęcherza moczowego poprzez hamowanie uszkodzeń DNA i zwiększenie ekspresji Nrf2. Int J Biol Sci 2016; 12: 944-953. doi: 10.7150/ijbs.15781

12- Suddek GM, Ashry NA, Gameil NM. Tymochinon łagodzi urazy płuc wywołane cyklofosfamidem u szczurów. Inflammopharmacol 2013; 21: 427-35. doi: 10.1007/s10787-012-0160-6.

13- Al-Malki AL, Sayed AAR. Tymochinon osłabia hepatotoksyczność indukowaną przez cisplatynę poprzez czynnik jądrowy kappa-β. BMC Complement Alternative Med 2014; 14: 282-290. doi: 10.1186/1472-6882-14-282.

14- Farooqui Z, Afsar M, Rizwan S, et al. Podanie doustne oleju Nigella sativa poprawia działanie cisplatyny na enzymy błonowe, metabolizm węglowodanów i uszkodzenia oksydacyjne wątroby szczurów. Toxicol Rep 2016; 3: 328-335.

15- Cascella M, Palma G, Barbieri A, et al. Rola Nigelli sativy i jej tymochinonu składowego na chemioterapii - Nefrotoksyczność indukowana: Dowody z eksperymentalnych badań na zwierzętach. Składniki odżywcze 2017; 9: 625. doi: 10,3390/nu9060625

16- Ulu R, Dogukan A, Tuzcu M, et al. Regulacja transporterów nerkowych anionu organicznego i kationów przez tymochinon w cisplatynie powodującej uszkodzenie nerek. Food Chem Toxicol 2012; 50: 1675-9.

17- Hosseinian S, Hadjzadeh MA, Roshan NM, et al. Renoprotective Effect of Nigella sativa against Cisplatin-induced Nephrotoxicity and Oxidative Stress in Rat. Saudi J Kidney Dis Transpl 2018; 29 :19-29.

18- Badary OA, Abdel-Naim AB, Abdel-Wahab MH, et al. Wpływ tymochinonu na nefropatię hiperlipidemiczną wywołaną doksorubicyną u szczurów. Toksykologia 2000; 143: 219-26.

19- Alam MF, Khan G, Safhi MM, et al. Tymochinon Ameliorates Doxorubicin-Induced Cardiotoxicity in Swiss Albino Mice by Modulating Oxidative Damage and Cellular Inflammation. Cardiol Res Practice 2018; artykuł ID 1483041 . doi: 10.1155/2018/1483041

20- Nagi MN, Mansour MA. Ochronne działanie tymochinonu przed kardiotoksycznością wywołaną doksorubicyną u szczurów: możliwy mechanizm ochrony. Pharmacol Res 2000; 41:283-9.

21- Ebru U, Burak U, Yusuf S, et al. Kardioprotekcyjny wpływ oleju z Nigella sativa na kardiotoksyczność indukowaną cyklosporyną A u szczurów. Basic & Clinical Pharmacology & Toxicology 2008; 103: 574-580. Doi: 10.1111/j.1742-7843.2008.00313.x

22- Hasan MN, Khan RA, Nasiruddin M, et al. Działanie ochronne Nigella sativa przed paracetamolem wywołującym uszkodzenia wątroby i nerek. International Journal of Basic & Clinical Pharmacology 2015; 4:503-509.

23- Canayakin D, Bayir Y, Baygutalp K, et al. Paracetamol - nefrotoksyczność i stres oksydacyjny u szczurów: ochronna rola Nigella sativa. Pharm Biol 2016; 54: 2082-2091.

24- Hamza RZ, Al-Harbi MS. Łagodzenie hepatotoksyczności paracetamolu i stresu oksydacyjnego wątroby myszy z dodatkiem silymaryny i suplementów z ekstraktu z Nigella sativa. Azjatycki Pac. J Trop Biomed 2015; 5 : 521-531.

25- Adam GO, Rahman MM, Lee SJ, i in. Hepatoprotekcyjne działanie wyciągu z nasion Nigella sativa na stres oksydacyjny wywołany acetaminofenem. Azjatycki Pac. J Trop Med 2016; 9: 221-227.

26- Omar NM. Olej z Nigella sativa łagodzi zmiany ultrastrukturalne wywołane przez tramadol w korze mózgowej silnika szczura. J Microscopy Ultrastructure 2015; 4 : 76-84.

27- Elkhateeb A, El Khishin I, Megahed O, et al. Wpływ oleju Nigella sativa Linn na wątrobę indukowaną tramadolem i nefrotoksyczność u dorosłych samców szczurów albinosów. Toxicol Rep 2015; 2 :512-51.

28- Elshama SS, Shehab GMG, El-Kenawy AE, et al. Role of Nigella Sativa Seeds on Modulation Testicular Toxicity of Colchicine Repeated Use in Adult Albino Rats. Life Science Journal 2013; 10:1629-1639.

29- Ali BH. Wpływ olejku Nigella sativa na nefrotoksyczność gentamycyny u szczurów. Am J Chin Med 2004; 32 :49-55.

30- Rehman K, Saleem U, Ahmed B, et al. Nefrokuratywne i nefroprotekcyjne działanie oleju z Nigella sativa w połączeniu z witaminą C w wywołanej gentamycyną toksyczności nerek. Indian Journal of Pharmaceutical Science & Research 2012; 2 : 25-32.

31- Al-Suhaimi EA. Hepatoprotekcyjne i immunologiczne funkcje oleju z nasion Nigella sativa przeciwko hiperwitaminozie A u dorosłych samców szczurów. Int J Vitam Nutr Res 2012; 82 : 288-297.

32- Abdel-Daim MM, Ghazy EW. Wpływ olejku Nigella sativa i kwasu askorbinowego na toksyczność wątrobową wywołaną oksytetracykliną u królików. Iran J Basic Med Sci 2015; 18: 221-227.

33- Hassan MQ, Akhtar M, Ahmed S, et al., Nigella sativa chroni przed zawałem serca wywołanym izoproterenolami, łagodząc zmiany biochemiczne i uszkodzenia histologiczne spowodowane stresem oksydacyjnym. Asian Pac J Trop Biomed 2017; 7: 294-299.

34- Wahba HMA. Działanie ochronne Nigella Sativa, olej lniany i seler naciowy przed toksycznym działaniem na jądra wywołanym przez walproinian sodu u samców szczurów. Journal of American Science 2011; 7: 687-693.

35- Hassan AS, Ahmed JH, Al-Haroon SS. Badanie wpływu Nigella sativa (czarne nasiona) na hepatotoksyczność izoniazydu (INH) u królików. Indian J Pharmacol 2012; 44 : 678-82.

36- Nagi MN, Almakki HA. Suplementacja tymochinonem indukuje reduktazę chinonową i transferazę glutationową w wątrobie myszy: możliwa rola w ochronie przed rakotwórczością chemiczną i toksycznością. Phytother Res 2009; 23 : 1295-1298.

37- El Gendy S, Hessien M, Abdel Salam I, et al. Evaluation of the possible antioxidant effects of soja and Nigella sativa during experimental hepatocarcinogenesis by nitrosamine precursors. Turkish J Biochem 2007; 32: 5-11.

38- Ahmad A, Alkreathy HM. Comparative biochemical and histopathological studies on the efficacy of metformin and Nigella sativa oil against thioacetamide-induced acute hepatorenal damage in rats", Biomedical Research 2018; 29: 3106-3116.

39- Orhon ZN, Uzal C, Kanter M, et al. Ochronne działanie Nigella sativa na wywołane promieniowaniem gamma uszkodzenia śluzówki cebuli u szczurów. Pathol Res Practic 2016; 212: 437-443.

40- Zbadał mnie. Radioprotekcyjne działanie oleju z czarnych nasion (Nigella sativa) na uszkodzenia układu krwiotwórczego i immunosupresję w napromieniowaniu gamma", Immunopharmacol Immunotoxicol 2010; 32: 284-296.

41- Elsherbiny NM, Maysarah NM, El-Sherbiny M, et al. Chroniące nerki działanie tymochinonu przeciwko azotynowi sodu indukujące chroniczną toksyczność u szczurów: wpływ na stan zapalny i apoptozę. Life Sci 2017; 180: 1-8.

42- Mansour M, Ginawi O, El-Hadiyah T, et al. Wpływ lotnych składników olejku Nigella sativa na hepatotoksyczność indukowaną u myszy: dowody na przeciwutleniające działanie tymokinonu. Res Commun Mol Path Pharmacol 2001; 110: 239-252.

43- Krishnan N, Muthukrishnan S. Wpływ wyciągu z nasion Nigella sativa na hepatotoksyczność tetrachlorku węgla u szczurów. Journal of Acute Medicine 2012; 2 : 107-113.

44- Alsaif MA. Wpływ tymochinonu na hepatotoksyczność wywołaną przez etanol u szczurów wiślanych. J Med Sci 2007; 7:1164-70.

45- Develi S, Evran B, Kalaz EB, et al. Ochronne działanie oleju z Nigella sativa przed stresem oksydacyjnym i urazem wątroby wywołanym przez etanol u szczurów. Chin J Nat Med 2014; 12: 495-499.

46- Hosseini SM, Taghiabadi E, Abnous K, et al . Ochronne działanie tymochinonu, aktywnego składnika olejku stałego

Nigella sativa, przed toksycznością etanolową u szczurów. Iran J Basic Med Sci 2017; 20: 927-939.

47- El-Dakhny M, Barakat M, El-Halim MA, et al. Wpływ oleju z nigelli sativy na wydzielanie żołądka i wrzód wywołany etanolem u szczurów. J Ethnopharmacol 2000; 72 : 299-304.

48- Kanter M. Nigella sativa i tymochinon pochodny zapobiegają neurodegeneracji hipokampów po przewlekłej ekspozycji na toluen u szczurów. Neurochem Res 2008; 33: 579-588.

49- Kanter M. Tymochinon łagodzi uszkodzenia płuc wywołane przewlekłą ekspozycją na toluen u szczurów. Toxicol Ind Health 2011; 27: 387-395.

50- Kanter M. Tymochinon wznawia spermatogenezę po urazie jąder spowodowanym przewlekłą ekspozycją na toluen u szczurów. Toksykologia i zdrowie przemysłowe 2011; 27: 155-166.

51- Mahdy KA, . Farrag AR. Amelioracja toksyczności aluminium z dodatkiem czarnych nasion na szczurach. Toxilogoc. and Environmental Chemistry J 2009; 91: 567-576.

52- Mohammed AK. Amelioracyjne działanie czarnych nasion (Nigella sativa L) na toksyczność aluminium u królików. Irakijski J. Vet. Med 2010 ; 34: 110 - 116.

53- Mohamed MA, Awad SM. Wpływ oleju z Nigella sativa na niektóre wartości hematologiczne u szczurów poddanych obróbce aluminium. Austral J Basic Appl Sci 2008; 2: 1157-1164.

54- Parveen N, Shadabig GG. Odmładzające działanie nigella sativa na aberracje chromosomalne wywołane przez żelazo w komórkach szpiku kostnego szczurów in vivo. International Journal of Pharma and Bio Sciences 2011; 2: 470-477.

55- Farrag AR, Mahdy KA, Abdel Rahman GH i inni. Działanie ochronne nasion Nigella sativa przed uszkodzeniami wątroby wywołanymi przez ołów u samców szczurów. Pak J Biol Sci 2007; 10: 2809-16.

56- Mohammed ET, Hashem KS, Abdel Rheim MR. Badanie biochemiczne wpływu Nigella sativa i oliwy z oliwek z pierwszego tłoczenia na nefrotoksyczność i neurotoksyczność spowodowaną kadmem u szczurów. J Invest Biochem 2014; 3: 70-77.

57- Suleman S, Javid I, Ikram S, et al. Amelioration by black seed (Nigella sativa) oil of hepato-histopathologies induced in mice by exposure to the tri-fluoridated pyrethroid insecticide bifenthrin. Sprawozdanie z badań Fluorki 2017; 50 : 276-286.

58- Ince S, Kucukkurt I, Demirel HH, et al. Tymochinon tłumi stres oksydacyjny wywołany cypermetryną u szwajcarskich myszy albinosów", Pestic Biochem Physiol 2012; 104: 229-35.

59- Mohamadin AM, Sheikh B, Abd El-Aal AA, et al. Ochronny wpływ oleju z Nigella sativa na toksyczność wywołaną ospą i stres oksydacyjny w regionach mózgu szczura. Pesticide Biochemistry and Physiology 2010; 98: 128-134.

60- Pourgholamhossein F, Sharifar F, Rasooli R, i in. Tymochinon skutecznie łagodzi zwłóknienie płuc wywołane herbicydem parakwatowym poprzez regulację w dół genów prozwłóknieniowych i hamowanie stresu oksydacyjnego. Environ Toxicol Pharmacol 2016; 45: 340-345.

61- Mosbah R, Yousef MI, Maranghi F, i in. Rola ochronna olejku Nigella sativa przed toksycznym wpływem na rozrodczość, zmianami hormonalnymi i uszkodzeniami oksydacyjnymi wywołanymi przez chloropiryfos u samców szczurów. Toksykologia i zdrowie przemysłowe 2014; 1-12. DOI: 10.1177/0748233714554675

62- Al-Seenia MN, El Rabeyb HA, Al-Hameda AM, et al. Nigella sativa oil chroni przed toksycznością tartrazyny u samców szczurów. Raporty toksykologiczne 2018; 5: 146-155.

Rozdział 5

Curcumin

ABSTRACT

Kurkumina jest uważana za jeden z naturalnych, obiecujących leków uzupełniających lub alternatywnych. Kurkumina została zatwierdzona jako bezpieczny ziołowy dodatek przyprawowy i barwiący do żywności, w którym jest aktywnym składnikiem kurkumy. Oprócz działania chemoprotekcyjnego i cytoprotekcyjnego ma szerokie spektrum wpływu terapeutycznego ze względu na swoją zdolność pochłaniania wolnych rodników, które są produkowane przez endogenne i egzogenne szkodliwe bodźce. W szeregu badań badano ochronną i terapeutyczną rolę kurkuminy w postępowaniu z zatruciami leków i innych substancji chemicznych. W wyniku tych badań stwierdzono, że kurkumina ma zdolność do łagodzenia toksycznych objawów niektórych leków, takich jak leki przeciwgruźlicze, chemioterapeutyczne, przeciwbólowe, psychiatryczne i znieczulające, oprócz toksyczności niektórych zanieczyszczeń środowiskowych i chemicznych, takich jak metale ciężkie, środki owadobójcze i inne czynniki toksyczne, takie jak nikotyna, benzopyren, alkohol i aflatoksyny.

WPROWADZENIE

Medycyna komplementarna lub alternatywna jest uważana za najbardziej odpowiedni termin do opisu terapii tradycyjnych. Medycyna alternatywna to praktyka medyczna bez stosowania leków lub innych środków terapeutycznych jako substytutu leków, takich jak leki ziołowe lub akupunktura. W ostatnim czasie wysiłki badawcze koncentrowały się na bezpieczeństwie i skuteczności niektórych różnych rodzajów medycyny alternatywnej, takich jak np. medycyna ziołowa, ze względu na możliwość wystąpienia wysokiego ryzyka w trakcie jej stosowania, a także możliwość wykorzystania jej w odkryciu leku [1].

Kurkumina jest jednym z naturalnych leków alternatywnych, w którym jest aktywnym składnikiem kurkumy (Curcuma longa), która jest członkiem rodziny imbirowej. Kurkumina została zatwierdzona jako bezpieczny ziołowy dodatek do przypraw i barwników przez Food and Drug Administration (FDA) w USA, Joint FAO/ WHO Expert Committee on Food Additives of the Food and Agriculture Organization/World Health Organization oraz Natural Health Products Directorate of Canada [2]. Jest to żółto-pomarańczowy barwnik o szerokim spektrum działania leczniczego; uważany jest za przeciwutleniacz, przeciwzapalny, przeciwnowotworowy i przeciwdrobnoustrojowy, a także za środek chemoprotekcyjny i cytoprotekcyjny ze względu na jego zdolność do pochłaniania wolnych rodników, które są indukowane przez endogenne i egzogenne szkodliwe bodźce [3].

W ostatnich latach szereg badań klinicznych potwierdziło kliniczną skuteczność kurkuminy w leczeniu niektórych chorób u ludzi, w których wskazano na jej bezpieczeństwo, tolerancję i nietoksyczność nawet przy dużych dawkach [4]. Badania te dowiodły również, że kurkumina ma zdolność do modyfikacji wielu komórkowych cząsteczek sygnalizacyjnych, takich jak cytokiny prozapalne, białka apoptotyczne, cyklooksygenaza, endotelina-1, dialdehyd malonowy, glutation, prostaglandyna, białko C-reaktywne, pepsynogen, kinaza fosforolazowa, receptor transferynowy, trójgliceryd, cholesterol całkowity oraz transformujący czynnik wzrostu. Niektórzy toksykolodzy zwracali więc większą uwagę na wykorzystanie skuteczności terapeutycznej kurkuminy w profilaktyce i leczeniu niektórych przypadków zatruć na podstawie jej działania antyoksydacyjnego [5].

W związku z tym w niniejszej pracy podjęta zostanie próba skupienia się na ochronnej i terapeutycznej roli kurkuminy w przypadkach zatrucia lekami i chemikaliami w oparciu o dostępne, opublikowane dane.

Odurzenie narkotykami

Odurzenie narkotykami jest krytycznym wyzwaniem medycznym, przed którym stoją lekarze podczas pracy w szpitalu, zwłaszcza w przypadku pacjentów z chorobami przewlekłymi. Poszukiwanie substytutów leków w wielu sytuacjach jest trudne lub niemożliwe. Tak więc, stosowanie środków alternatywnych lub adiuwantowych w celu zapobiegania lub ochrony organizmu przed szkodliwym działaniem toksycznym używanych leków staje się nowym trendem w ostatnich badaniach medycznych.

W tym kontekście za jedno z tych wyzwań uznaje się długotrwałe stosowanie leków przeciwgruźliczych. Wiadomo, że leki przeciwgruźlicze mogą prowadzić do dysfunkcji wątroby w długim okresie, gdzie izoniazyd, ryfampicyna, pirazinamid i etambutol wywołują hepatotoksyczność, która stanowi poważny problem dla tych pacjentów. Adhvaryu i wsp., [6] przeprowadzili randomizowane kontrolowane badanie kliniczne w celu kontroli ataków hepatotoksycznych u chorych na gruźlicę, stosując kurkuminę, w której mechanizm hepatotoksyczności w tych przypadkach przypisuje się stresowi oksydacyjnemu, obniżonemu stężeniu glutationu oraz aktywacji CYP2E1. Adhvaryu i jego współpracownicy stwierdzili, że kurkumina może odgrywać skuteczną rolę jako środek zapobiegawczy w przypadku leków przeciwgruźliczych wywołujących hepatotoksyczność.

Wiadomo również, że toksyczne działania niepożądane leków chemioterapeutycznych stanowią poważny problem dla onkologów w strategii leczenia nowotworów, mimo że chemioterapia jest obok radioterapii podstawą terapii nowotworów. Z tego punktu widzenia wysiłki naukowców zostały skierowane w poprzednich latach na znalezienie rozwiązania dla tego problemu medycznego. Dlatego w wielu badaniach badano kurkuminę jako jeden z leków ziołowych jako czynnik modulujący toksyczne działanie leków chemoterapeutycznych. Etopozyd pojawia się jako jeden z tych leków chemioterapeutycznych, których kurkumina potrafi przezwyciężyć swoje niekorzystne działanie toksyczne, gdzie etopozyd ma silne działanie antynowotworowe zdolne do leczenia różnych rodzajów nowotworów, takich jak rak płuc i jąder oraz chłoniak.

Abdel-Fattah i jego współpracownicy [7] wykazali, że kurkumina ma zdolność odwrócenia toksycznego wpływu etopozydu na rozrodczość; może wyeliminować szkodliwy wpływ etopozydu na spermatogenezę, poziom testosteronu w surowicy oraz stres oksydacyjny i toksyczne zmiany histopatologiczne. ponadto wyjaśnili, że ochronne działanie kurkuminy opiera się na jej działaniu antyoksydacyjnym, przeciwzapalnym i antyapoptotycznym.

W tym samym kontekście kurkumina udowodniła swoją skuteczność jako środek chemoprotekcyjny przeciwko innej toksyczności przeciwnowotworowej, takiej jak cisplatyna, która jest uważana za jeden z najskuteczniejszych i najczęściej stosowanych środków przeciwnowotworowych w leczeniu guzów jąder. Tousson i wsp., [8] odkryli, że kurkuma może przeciwdziałać dysfunkcji jąder wywołanej przez cisplatynę poprzez łagodzenie stresu oksydacyjnego i poprawę systemu obrony antyoksydacyjnej, zapobiegając wszystkiemu działaniu toksycznemu cisplatyny poprzez przywrócenie nieprawidłowego poziomu plemników i testosteronu w osoczu.

Każdego dnia, wraz z rozwojem badań, kurkumina udowadnia swoją skuteczność jako środek zapobiegawczy wobec toksyczności większej ilości leków chemioterapeutycznych, takich jak doksorubicyna, które prowadzą do osłabiających skutków w sercu, wątrobie, nerkach, mózgu i narządach rozrodczych. Badania Jain i Rani [9] sugerowały, że kurkumina może mieć pozytywny wpływ na kardiotoksyczność wywołaną doksorubicyną, podczas gdy badania Mohajeriego i Sahebkara [10] wykazały, że zdolność kurkuminy do znoszenia toksycznego wpływu doksorubicyny na różne organy ciała, zwłaszcza na serce, odnosiła się do antyoksydantów, autofagii, apoptozy i przepuszczalności mitochondriów.

W powiązanym kontekście Moghadam i in. [11] wykorzystali ochronne działanie kurkuminy, aby zapobiec hepatotoksyczności innego leku chemioterapeutycznego, jakim jest metotreksat. Według tych badań, kurkumina może znacząco osłabić wszystkie toksyczne zmiany biochemiczne i histopatologiczne w wątrobie, które są indukowane przez metotreksat poprzez jego działanie antyoksydacyjne i przeciwzapalne. Ponadto Avci i wsp., [12] wykazali, że naturalny antyoksydant kurkuminy ma również działanie ochronne przed stresem oksydacyjnym wywołanym cyklofosfamidem i kardiotoksycznością normalizującą toksyczne zmiany biochemiczne, histopatologiczne i immunohistochemiczne.

Z drugiej strony, niektórzy badacze używali kurkuminy jako środka neuroprotekcyjnego w oparciu o fakty naukowe, które zostały stwierdzone w poprzednich badaniach. Fakty te wskazywały na zdolność kurkuminy do neuroprotekcyjnej ochrony w niedokrwieniu mózgu oraz przed eksitotoksycznością w neuronach korowych i kulturach siatkówki mózgu [13,14]. Matteucci i jego współpracownicy [15] wskazywali, że nadmierna aktywacja receptorów NMDA może indukować ekscytotoksyczność istotną w patofizjologii zniewagi OUN. Ponadto potwierdziły one również profilaktyczną rolę kurkuminy wobec pobudzającej toksyczności indukowanej przez NMDA modyfikującej aktywność receptorów NMDA.

Ponadto, więcej badań koncentrowało się na roli kurkuminy w łagodzeniu toksycznego wpływu niektórych leków psychiatrycznych i znieczulających na różne organy ciała. Na przykład Shaterpour i wsp. [16] zgłosili, że kurkumina może być stosowana w leczeniu różnych chorób psychiatrycznych łącznie z litem jako bezpieczny dodatek, nie powodujący interakcji z lekiem w celu zapobiegania nefrotoksyczności wywołanej przez lit, w którym kurkumina może reagować z gatunkami reaktywnymi i regulować wiele cytoprotekcyjnych i antyoksydacyjnych białek, co prowadzi do poprawy zmian histopatologicznych i biochemicznych w nerkach.

Ponadto Sakr i wsp. [17] przeprowadzili badania nad toksycznością jąder fluoksetyny, która jest powszechnie zalecana w leczeniu depresji i lęku, gdzie jest selektywnym inhibitorem wychwytu zwrotnego serotoniny. W wyniku tych badań stwierdzono, że równoczesne stosowanie kurkuminy i fluoksetyny może poprawić stan zaburzeń jąder poprzez zmniejszenie liczby komórek Bax-dodatnich, wzrost poziomu testosteronu, LH i GSH oraz zmniejszenie peroksydacji lipidów w zależności od właściwości przeciwutleniających kurkuminy.

Inne badanie przeprowadzone na jednym z powszechnie stosowanych w pediatrii leków znieczulających to Ketamina; jest to niekonkurencyjny antagonista receptora kwasu N-metylo-D-asparaginowego. Ketamina powoduje toksyczność tymocytów na drodze apoptotycznej poprzez indukcję stresu oksydacyjnego, dysfunkcję mitochondriów i śmierć komórek mitochondrialnych. W badaniu tym Pavlovic i jego współpracownicy wskazali, że wysokie stężenie kurkuminy może zmniejszyć toksyczność ketaminową tymocytów związaną ze zmniejszeniem szybkości apoptozy i aktywności kaspazy-3 poprzez zmniejszenie produkcji ROS i zapobieganie dysfunkcji mitochondriów [18].

Sheweita i wsp., [19] wykazali również, że wstępne leczenie kurkuminą przed podaniem tramadolu może złagodzić toksyczność sercową, wątrobową i nerkową, która jest spowodowana przez tramadol poprzez wzmocnienie mechanizmu obrony antyoksydacyjnej, pozbycie się ROS i tłumienie stresu oksydacyjnego. W związku z tym duża liczba pacjentów może stosować tramadol jako lek przeciwbólowy w stanach przewlekłego bólu przez dłuższy czas, bez ryzyka jego toksyczności. Dlatego też Sheweita i jego współpracownicy zalecili, aby ci pacjenci stosowali kurkuminę w celu złagodzenia prawdopodobnej toksyczności tramadolu.

Ponadto, badania przeprowadzone przez Tunga i wsp.,[20] wykazały, że kurkuma ma działanie ochronne przed hepatotoksycznością wywołaną paracetamolem poprzez zwiększenie aktywności enzymów antyoksydacyjnych w tkankach wątroby, takich jak katalaza, peroksydaza glutationowa i dysmutaza nadtlenkowa związana ze zmniejszeniem peroksydacji lipidów. Podobnie Elshama i wsp., [21] zaproponowali kurkuminę jako ochronny środek przeciwutleniający przed toksycznością innego leku, jakim jest atorwastatyna, w którym donieśli, że równoczesne podawanie kurkuminy przy subchronicznym stosowaniu atorwastatyny może modulować histopatologiczne, ultrastrukturalne i biochemiczne objawy miotoksyczności w różnych typach mięśni.

Odurzenie chemikaliami

W ostatnim czasie zanieczyszczenie środowiska i zanieczyszczenia chemiczne stanowią kolejne poważne wyzwanie ze względu na zagrożenie dla zdrowia ludzi. Toksykolodzy wyrazili obawę, że możliwym mechanizmem zatrucia większości zanieczyszczeń środowiskowych i chemicznych jest stres oksydacyjny. Wiadomo, że nadmierna produkcja reaktywnych form tlenu (ROS) powoduje zachwianie równowagi pomiędzy utleniaczami i systemami antyoksydacyjnymi, w których ROS są wysoce reaktywne na lipidy, białka, błony i DNA, co prowadzi do zwiększenia peroksydacji lipidów i szybkiego uszkodzenia komórek.

W ostatnich latach wiele badań dostarczyło nowych informacji na temat korzystnego wykorzystania kurkuminy w ochronie lub przetwarzaniu toksyczności zanieczyszczeń środowiskowych i chemicznych. Toksyczność metali ciężkich jest uważana za jeden z poważnych środowiskowych i przemysłowych środków odurzających, w których ołów, rtęć i arsen są uważane za najbardziej toksyczne elementy powodujące stres oksydacyjny i toksyczność.

Według badań Sudjarwo i wsp. [22] ołów może indukować toksyczność jąder w oparciu o mechanizm stresu oksydacyjnego, dlatego też zastosowanie kurkuminy może poprawić toksyczne zmiany histopatologiczne jąder, zwiększyć liczbę, ruchliwość i żywotność plemników, a także zwiększyć aktywność enzymów antyoksydacyjnych oprócz zmniejszenia zawartości malonylodialdehydu jądra (MDA). Na podstawie wyników innego badania, które zostało przeprowadzone na temat toksyczności ołowiu, Baxla i jego współpracownicy [23] doszli do wniosku, że kurkumina może mieć również obiecującą rolę ochronną przed hepatotoksycznością wywołaną ołowiem.

Arsen jest jednym z wyżej wymienionych poważnych elementów toksycznych, w którym jest uważany za rakotwórczy. Jednocześnie arsen może indukować apoptozę w komórkach nowotworowych, dlatego też jest on stosowany w leczeniu ostrej białaczki promyelocytowej. Dlatego też ponownie zwraca się uwagę na arsen ze względu na jego podwójną rolę jako środka toksycznego i terapeutycznego. Ponadto, picie zanieczyszczonych wód gruntowych przez arsen stanowi poważny problem zdrowotny dotykający dużą liczbę ludności w wielu krajach rozwijających się [24].

Według Karima i wsp. [25] kurkumina zdołała ochronić organizm przed zaburzeniami biochemicznymi, które są spowodowane toksycznością arsenu, podczas gdy Mathews i jego współpracownicy [26] potwierdzili, że kurkumina ma działanie hepatoprotekcyjne przed toksycznością wątroby, która jest również wywoływana przez arsen.

Rtęć jest klasyfikowana przez amerykańską agencję rządową jako trzeci element najpoważniejszych toksycznych pierwiastków na ziemi. Działalność cywilizacyjna człowieka zwiększyła prawie trzykrotnie ilość rtęci w atmosferze, a następnie jej obciążenie dla zdrowia ludzkiego wzrasta i pozostaje w systemie obiegu przez kilka lat. Uważa się więc, że jest to silniejsza neurotoksyna, poza tym uważana jest za czynnik hepatotoksyczny i nefrotoksyczny [27].

Agarwal i Saxena [28] badali rolę kurkuminy w leczeniu zatrucia rtęcią, sugerowali, że kurkumina może zwiększać eliminację rtęci i zmniejszać odkładanie się rtęci w organizmie, oprócz zdolności do poprawy funkcji wątroby i nerek poprzez regulację ich biomarkerów.

Kadm jest również jednym z toksycznych metali ciężkich, w przypadku których narażenie ludzi na jego działanie wzrasta ze względu na wzrost jego poziomu w środowisku poprzez działalność przemysłową. Jest on gromadzony w różnych organach ciała, takich jak nerki, wątroba, trzustka i jądro.

Toksyczność kadmowo-nerczowa jest uważana za poważny problem w porównaniu z jej wpływem na inne narządy, w których kadm ma preferencyjne wychwytywanie poprzez endocytozę za pośrednictwem receptora w proksymalnej cewce nerkowej generującej reaktywne formy tlenu i aktywującej drogi śmierci komórki [29].
Akinyemi i wsp., [30] wykazali, że kurkuma może hamować aktywność adenozynotoksycznej deaminazy nerkowej i arginazy, które są zaangażowane w toksyczność nerkową wywoływaną kadmem, a także zdolność kurkumin do zwiększania aktywności antyoksydantów nieenzymatycznych, jak również do zwiększania aktywności śródbłonkowego tlenku azotu przy jednoczesnym obniżeniu poziomu aldehydu malonowego i biomarkerów nerkowych. Co więcej, kurkumina może również zapobiegać gromadzeniu się kadmu w tkankach nerkowych ze względu na swoją zdolność chelatowania. Dlatego kurkumina jest uważana za czynnik renoprotekcyjny.

Selen jest jednym z niezbędnych pierwiastków śladowych, które odgrywają ważną rolę w zarządzaniu redoksem w organizmie, w którym jest niezbędny dla aktywności enzymów antyoksydacyjnych, takich jak peroksydaza glutationowa. Wiadomo również, że wysokie stężenia selenu mogą być toksyczne dla organizmu, ponieważ działa on jako proutleniacz, który generuje wolne rodniki [31]. Toksyczność selenu może mieć wpływ na wątrobę, prowadząc do znacznego obniżenia poziomu dehydrogenazy bursztynianów wątrobowych, dehydrogenazy jabłoniowej i dehydrogenazy mleczanowej.

Według Padmaja i Raju [32], podawanie kurkuminy jako antyoksydanta powoduje mniejsze obniżenie poziomu tych enzymów, zapobiegając uszkodzeniu oksydacyjnemu, które jest pośredniczone przez selen, a następnie chroni wątrobę przed jego toksycznością.

Jeśli chodzi o skuteczność kurkuminy, która została udowodniona w leczeniu różnego rodzaju toksyczności, badacze zaczęli kierować się w inną dziedzinę, aby zbadać zdolność kurkuminy do detoksykacji innych związków chemicznych zatruwających, takich jak insektycydy, które produkują stres oksydacyjny generujący wolne rodniki oddziałujące na wiele organów ciała.

Piretyda jest uważana za jeden z neurotoksycznych środków owadobójczych, które według Światowej Organizacji Zdrowia (WHO) wykazują wysoką toksyczność i uszkodzenia oksydacyjne w tkance mózgowej [33]. Abdel-Rheim i jego współpracownicy [34] poinformowali, że wysoka i średnia dawka kurkuminy może działać jako skuteczny przeciwutleniacz w przypadkach toksyczności pyretroidy poprzez zmniejszenie obciążenia stresem oksydacyjnym i uszkodzenia histologicznego.

Drugie badanie zostało przeprowadzone na innym środku owadobójczym toksyczności (karbofuran), który jest inhibitorem acetylocholinoesterazy, a następnie jest zdolny do hamowania impulsów nerwowych. Purushothaman i Kuttan [35], potwierdziły ten sam wcześniejszy wynik, w którym podanie kurkuminy jako przeciwutleniacza może znacząco złagodzić toksyczność karbofuranu i poprawić wywołane karbofuranem trudności neurobehawioralne. Ponadto Kurkumina może również przywrócić zredukowane enzymy mitochondrialne w tkankach wątroby i zwiększyć ilość węglowodanów w wątrobie metabolizujących enzym heksokinazę i dehydrogenazę 6-fosforanową glukozy.

W innym kontekście kurkumina jako dodatek do żywności jest stosowana w celu przezwyciężenia neurotoksyczności innego dodatku do żywności, który jest glutaminianem sodu, w którym kurkumina jest znana, że ma neuroprotekcyjny wpływ na różne neurotoksyczne obelgi. Khalila i Khedrb [36] zasugerowali, że kurkumina jako suplement uzupełniający z glutaminianem sodu może chronić komórki nerwowe poprzez zmniejszenie ekspresji receptora mGLUR5 i NMDA2B oraz poziomu TNFα.

Ponadto w badaniu Mathuria i Verma [37] zasugerowano współdziałanie kurkuminy jako środka uzupełniającego w stosunku do zanieczyszczonej żywności aflatoksynami, które są toksycznymi metabolitami grzybów produkowanymi przez Aspergillus flavus. Wykazały one, że kurkumina może łagodzić toksyczność aflatoksyn poprzez poprawę zaburzeń biochemicznych takich jak: kreatynina w surowicy, aminotransferaza asparaginowa (AST) i aminotransferaza alaninowa (ALT). W powiązanym kontekście kurkumina może modulować inny aspekt zatrucia aflatoksynami, w którym może przywrócić morfologiczne cechy plemników oraz poprawić ich żywotność i ruchliwość [38].

Ponadto, istnieje wiele badań, które zostały przeprowadzone przez naukowców w celu wykorzystania korzystnego wpływu kurkuminy w łagodzeniu innych toksyczności chemicznych. Toksyczność składników chemicznych dymu papierosowego jest uważana za jedno z powszechnych zatruć chemicznych, w których według WHO jest mieszaniną toksyczną i rakotwórczą. Dym papierosowy zawiera około 5000 związków chemicznych, takich jak nikotyna i benzopyren, które są odpowiedzialne za rozwój chorób układu krążenia i raka płuc [39].

Sinha i Maiti [40] wskazywali na możliwość stosowania kurkuminy w celu złagodzenia szkodliwego działania nikotyny, w której może ona być stosowana w diecie jako potencjalny bloker nikotyny chroniący zdrowie ludności, podczas gdy Kalpana i jego współpracownicy [41] sugerowali, że kurkumina może być obiecującym środkiem w leczeniu hiperlipidemii i miażdżycy, w którym ma działanie antyhiperlipidemiczne przeciwko toksyczności nikotyny.

W związanym z tym kontekście badanie Abou-El-Naga [42] wskazało na rolę kurkuminy w poprawieniu toksycznego działania benzopirenu na niektóre narządy dorosłego i noworodka, w którym benzopiren jest rakotwórczym wielopierścieniowym węglowodorem i jednym ze składników dymu papierosowego. Podobnie w przypadkach toksyczności benzopyrenu, zastosowanie kurkuminy może przywrócić obraz histologiczny jajników i macicy związany z poprawą hamowania wzrostu noworodków, a także zmniejszyć tempo deformacji i hamowania rozwoju szkieletu.

Wreszcie, kurkumina udowodniła swoją skuteczność jako środek ochronny przed szeregiem hepatotoksyn. Na przykład, ale nie tylko, kurkumina może zapewnić skuteczną ochronę przed toksycznością wątroby i uszkodzeniami oksydacyjnymi, które są wywoływane przez tioacetamid. Kurkumina może osłabiać peroksydację lipidową i stres oksydacyjny w tkankach, poprawiając testy funkcji wątroby oparte na wzmocnieniu enzymatycznego mechanizmu obrony antyoksydacyjnej [43].

W ten sam sposób kurkumina wykazuje hamujące działanie przeciw zatruciu alkoholem, które objawia się zmniejszonym stężeniem aldehydu octowego we krwi. Kurkumina może również zapobiegać hepatotoksyczności indukowanej alkoholem poprzez łagodzenie stresu oksydacyjnego za pomocą ścieżek sygnalizacji antyoksydacyjnej za pośrednictwem ERK/p38/Nrf2 [44].

PODSUMOWANIE

Kurkumina jest jednym z naturalnych leków alternatywnych. Jego skuteczność ochronna i terapeutyczna została wykorzystana przez wielu badaczy w leczeniu przypadków odurzenia. Kurkumina ma duży potencjał do wykorzystania przez toksykologów w celu zapobiegania lub leczenia objawów toksycznych powszechnych czynników toksycznych, niezależnie od leków lub chemikaliów. Wiele badań wykazało, że jego doskonałą skuteczność przypisuje się działaniu antyoksydacyjnemu wobec mechanizmu stresu oksydacyjnego wywołującego toksyczność.

ZALECENIE

W przyszłości powinny być prowadzone dalsze badania kliniczne w celu określenia zapobiegawczego i terapeutycznego działania kurkuminy w przypadkach odurzenia ludzi, z uwzględnieniem jej potencjalnych korzystnych skutków jako leku alternatywnego lub uzupełniającego.

REFERENCJE

1- C.C. Xue , "Tradycyjna, komplementarna i alternatywna medycyna: polityka i perspektywy zdrowia publicznego", Biuletyn Światowej Organizacji Zdrowia, tom 86, nr 1, s. 1-80, 2008.

2- B.B. Aggarwal, B. Sung, "Pharmacological basis for the role of curcumin in chronic diseases: an age-old spice with modern targets", Trends Pharmacol Sci.;vol.30, no.2, pp.85-94, 2009. doi:10.1016/j.tips.2008.11.002.

3- B.B. Aggarwal, K.B. Harikumar, "Potencjalne efekty terapeutyczne kurkuminy, środka przeciwzapalnego, przeciwko chorobom neurodegeneracyjnym, sercowo-naczyniowym, płucnym, metabolicznym, autoimmunologicznym i nowotworowym", Int J Biochem Cell Biol.; t. 41, nr 1, s. 40-59,2009. doi:10.1016/j.biocel.2008.06.010.

4- N. Dhillon, B.B. Aggarwal, R.A. Newman, R.A. Wolff, A.B. Kunnumakkara, J.L. Abbruzzese et al., Phase II trial of curcumin in patients with advanced pancreatic cancer. Clin Cancer Res;

vol. 14, no.14, pp.4491-9, 2008. doi:10.1158/1078-0432.CCR-08-0024.

5- S.C. Gupta, S. Patchva, B.B. Aggarwal, "Therapeutic Roles of Curcumin. Lessons Learned from Clinical Trials", The AAPS Journal, t. 15, nr 1, str. 195-218, 2013. DOI: 10.1208/s12248-012-9432-8

6- M.R. Adhvaryu, N. Reddy, B.C. Vakharia, "Prevention of hepatotoxicity due to anti tuberculosis treatment: a novel integrative approach", World J Gastroenterol; vol. 14, no.30, pp. 4753-62, 2008.

7- A.I. Abd El-Fattah, S.S. Essawy, D.M. Abo-elmatty , "Obróbka wstępna przy użyciu montelukast i kurkuminy chroni przed toksycznością jąder u szczurów: Rola utleniania, zapalenia i apoptozy", International Journal of Current Research, vol. 9, nr 11, s. 61424-61434, 2017.

8- E. Tousson, E. Hafez, A. Masoud, A.A. Hassan, "Abrogation by Curcumin on Testicular Toxicity Induced by Cisplatin in Rats." Journal of Cancer Research and Treatment, vol. 2, no. 3, s. 64-68, 2014. doi: 10.12691/jcrt-2-3-4.

9- A. Jain , V. Rani, "Mode of treatment governs curcumin response on doxorubicin-induced toxicity in cardiomyoblasts", Mol Cell Biochem; vol. 442, no.1-2, pp.:81-96, 2018. doi: 10.1007/s11010-017-3195-6.

10- M. Mohajeri, A. H. Sahebkar, "Protective effects of curcumin against doxorubicin-induced toxicity and resistance: A review", przegląd krytyczny w onkologii / hematologii, tom 122, nr 1, str. 30-51, 2018.

11- A.R. Moghadam, S. Tutunchi, A.N.A. Abad et al., "Pre-administration of turmeric prevents methotrexate-induced liver toxicity and oxidative stress", BMC Complementary and Alternative Medicine, vol.15, no.246, pp.1-13, 2015. DOI 10.1186/s12906-015-0773-6

12- H. Avci, E.T. Epikmen, E. Ipek, R. Tunca, S.S. Birincioglu, H.Akşit, S. Sekkin, et al., "Protective effects of silymarin and curcumin on cyclophosphamide-induced cardiotoxicity", Exp Toxicol Pathol, vol. 69, no.5, pp.317-327, 2017. doi: 10.1016/j.etp.2017.02.002.

13- Matteucci, C. Frank, M.R. Domenici, et al., "Curcumin treatment protects rat retinal neurons against excitotoxicity: effect on Nmethyl- D-aspartate-induced intracellular Ca (2) increase", Exp Brain Res; vol.167, no.1, pp. 641-648, 2005.

14- R. Wang, Y.B. Li, Y.H. Li, Y. Xu, H.L. Wu, X.J. Li, "Curcumin chroni przed pobudzającą toksycznością glutaminianów w neuronach korowych mózgu szczurów poprzez zwiększanie poziomu czynnika neurotroficznego pochodzenia mózgowego i aktywowanie TrkB", Brain Res.; t. 1210, nr 1, s. 84-91, 2008.

15- A. Matteucci, R. Cammarota, S. Paradisi, M. Varano i inni, "Curcumin chroni przed toksycznością wywołaną przez NMDA: A Possible Role for NR2A Subunit", IOVS, vol. 52, nr 2, s. 1070-1077, 2011.

16- M. Shaterpour, F. Shaki, M. Ghasemi, M.J. Sabet, et al., "The protective effect of curcumin against lithium-induced nephrotoxicity in rats", Pharm Biomed Res; vol. 3, no. 2, pp. 33-38, 2017.

17- S.A. Sakr, H.A. Mahran, M.M. El-Deeb, "Ameliorative effect of curcumin on fluoxetine-induced reproductive toxicity and oxidative stress in male albino rats", Oxid Antioxid Med Sci; vol. 2, no. 1, pp.29-35, 2013.

18- S. Pavlovic, Z. Jovic, R. Karan, D. Krtinic, G. Rankovic, M. Golubovic i in., "Modulatywny wpływ kurkumin na toksyczność ketaminową tymocytów szczurów: Udział reaktywnych form tlenu (ROS) i drogi 3-kinazy fosfoinozytowej (PI3K)/kinazy białkowej B (Akt)", Bosn J Basic Med Sci; t. 18, nr. 4, s. 320-327, 2018.

19- S.A. Sheweita, A.A. Almasmari, S.G. El-Banna, "Tramadolowa hepatotoksyczność i nefrotoksyczność u szczurów": Rola kurkuminy i kwasu galusowego jako przeciwutleniaczy", PLoS ONE , tom 13, nr 8, s. e0202110, 2018.

20- B.T. Tung, N.T. Hai, P.K. Son, "Hepatoprotective effect of Phytosome Curcumin against paracetamol-induced liver toxicity in mice" Braz. J. Pharm. Sci.; vol. 53, no.1, p.e16136, 2017.

21- S.S. Elshama, A.E. El-Kenawy, H.E.H. Osman, "Kurkumina poprawia atorwastatyczną miotoksyczność u szczurów: Dowody histopatologiczne i biochemiczne", International Journal of Immunopathology and Pharmacology, vol. 29, no. 4, s. 742-752, 2016.

22- S.A. Sudjarwo, G.W. Sudjarwo, Koerniasari, "Protective effect of curcumin on lead acetate-induced testicular toxicity in wistar rats", RPS; vol.12, no.5, pp. 381-390, 2017.

23- S.L. Baxla, R.H. Gora, P. Kerketta, N. Kumar, B.K. Roy, P.H. Patra, "Hepatoprotective effect of Curcuma longa against lead induced toxicity in Wistar rats", Vet World, vol. 6, no.9, s. 664-667, 2013. doi: 10.14202/vetworld.2013.664-667

24- S. Sambu, R. Wilson, "Arsen w żywności i wodzie - krótka historia", Toxicol Ind Health.; t. 24, nr 1, s. 217-226, 2008.

25- M. R. Karim, A. Haque, K. Islam, N. Ali, K.A. Salam et al., "Protective effects of the dietary supplementation of turmeric (Curcuma longa L.) on sodium arsenite-induced biochemical perturbation in mice", Bangladesh Med Res Counc Bull; vol.36, no.1, pp. 82 -88, 2010.

26- V.V. Mathews, P. Binu, M.V.S. Paul, M. Abhilash, A. Manju, R.H. Nair, "Hepatoprotective efficacy of curcumin against arsenic trioxide toxicity", Asian Pacific Journal of Tropical Biomedicine, pp. S706-S711, 2012. doi:10.1016/S2221-1691(12)60300-1.

27- M.V. Rao, T.A. Patel, "Protective effects of curcumin on mercuric chloride induced oxidative stress in rats", Indian Journal of Agriculture Research; vol.3, no.1, pp.541-543, 2013.

28- Agarwal, P.N. Saxena, "Curcumin administration attenuates accumulation of mercuric chloride in vital organs of experimental rats and leads to prevent hepatic and renal toxicity",

Int J Pharm Sci Res; vol. 9, no. 3, s. 1176-82, 2018. doi: 10.13040/IJPSR.0975-8232.9(3).1176-82.

29- M.S. Othman, A. Nada, H.S. Zaki, A.E. Abdel Moneim, "Effect of Physalis peruviana L. on cadmium-induced testicular toxicity in rats", Biol Trace Elem Res; vol. 159, no.1 , pp. 278-87, 2014.

30- A. J. Akinyemi, N. Onyebueke, O.A. Faboya, S.A. Onikanni, A. Fadaka, I. Olayide. "Curcumin hamuje aktywność deaminazy adenozynowej i arginazy w toksyczności nerkowej wywołanej kadmem w nerkach szczurów", Journal of food and drug analysis, t. 2 5, nr 1 , s. 438- 446, 2017.

31- J.E. Spallholz, "Free radical generation by selenium compounds and their pro-oxidant toxicity", Bio Med Environ Sci; vol. 10, no. 2-3, pp. 260-270, 1997.

32- S. Padmaja, T.N. Raju, "Protective effect of curcumin during selenium induced toxicity on dehydrogenases in hepatic tissue", Indian J Physiol Pharmacol; vol. 49, no.1, pp.111-114, 2005.

33- WHO, Światowa Organizacja Zdrowia, "Cyhalotryna. W: Toxicological Evaluation of Certain Veterinary Drug Residues in Food", International Program on Chemical Safety, World Health Organization/Food Additives Series 45, Genova, s. 41-74, 2000.

34- F. Abdel-Rheim, A.A. Ragab, F.M. Hammam, H.E. Hamdy, "Protective Effects of Curcumin for Oxidative Stress and Histological Alterations Induced by Pyrethroid Insecticide in

Albino Rats", The Egyptian Journal of Hospital Medicine, vol. 58, no. 1, pp. 63-73, 2015. DOI: 10.12816/0009362

35- B.P. Purushothaman, R. Kuttan, "Protective Effect of Curcumin Against Carbofuran-Induced Toxicity in Wistar Rats", J Environ Pathol Toxicol Oncol ; vol. 36, no. 1, pp.73-86, 2017.

Doi: 10.1615/JEnvironPatholToxicolOncol.20170167

36- R. M. Khalila, N. F. Khedrb, "Curcumin Protects against Monosodium Glutamate Neurotoxicity and Decreasing NMDA2B and mGluR5 Expression in Rat Hippocampus", Neurosignals; vol. 24, no. 1, pp. 81-87, 2016.

37- N. Mathuria, R.J. Verma "Ameliorative effect of curcumin on Aflatoxin-induced toxicity in serum of mice", Acta Poloniae Pharmaceutica ñ Drug Research, vol. 65 no. 3, s. 339-343, 2008.

38- N. Mathuria, R.J. Verma, "Curcumin ameliorates aflatoxin-induced toxicity in mice spermatozoa" Fertility and Sterility, vol. 90, no. 3,s. 775-780, 2008 r.

39- R. Talhout, T. Schulz, E. Florek, J Benthem, P. Wester, A. Opperhuizen, "Hazardous compounds in tobacco smoke", Int J Environ Res Public Health; t. 8, nr 2, s. 613-28, 2011.

40- S. Sinha, M. Maiti, K. Chattopadhyay, B. Chattopadhyay, "Potential Amelioration of Curcumin Against Nicotine-induced Toxicity of Protein Malnourished Female Rats", Journal of Pharmacology and Toxicology, vol. 7, no.1 , s. 166-180, 2012.

41- C. Kalpana, K.N. Rajasekharan, V.P. Menon, "Modulatory Effects of Curcumin and Curcumin Analog on Circulatory Lipid

Profiles During Nicotine-Induced Toxicity in Wistar Rats", Journal of Medicinal Food, vol. 8, no. 2 , pp. , 2005. https://doi.org/10.1089/jmf.2005.8.246.

42- A.M. Abou-El-Naga, "The role of curcumin to ameliorate the toxic effect of Benzopyrene on some organs of adult and newborn mice", Egypt J. Exp. Biol (Zoo) ; vol. 2, no.1, pp. 61-72, 2006.

43- S.A. Hussein, A.E.A. Elhadary, Y.M. Elgzar, "Biochemical study on the protective effect of curcumin on thioacetamide induced hepatotoxicity in rats", BVMJ, t. 27, nr 1, s. 175-185, 2014.

44- Z.E. Xiong, W.G. Dong, B.Y. Wang, Q.Y. Tong, Z.Y. Li, "Curcumin attenuates chronic ethanol-induced liver injury by inhibition of oxidative stress via mitogen-activated protein kinase/nuclear factor E2-related factor 2 pathway in mice", Pharmacogn Mag;vol.11, no. 44, str.707-15, 2015.

Rozdział 6

Guma arabska

ABSTRACT

Dziąsło arabskie ma szerokie spektrum korzyści zdrowotnych ze względu na działanie przeciwutleniające, przeciwbiegunkowe, przeciwzapalne i przeciwbakteryjne. Został on zatwierdzony jako dodatek do żywności przez Wspólny Komitet Ekspertów

FAO/WHO ze względu na jego właściwości stabilizujące, emulgujące i zagęszczające, które wywołują atrakcyjne smaki. Wiele badań wykazało, że dziąsło arabskie jest jednym z naturalnych przeciwutleniaczy, które w wielu przypadkach odurzających spełniają skuteczną rolę ochronną i leczniczą. Ostatnie badania wykazały, że guma arabska ma zdolność do zapobiegania lub leczenia toksycznych objawów niektórych popularnych leków, takich jak indometacyna, aspiryna, acetaminofen i gentamycyna, a także niektórych leków chemioterapeutycznych, takich jak cyklofosfamid, doksorubicyna i cisplatyna, oprócz swojej silnej roli profilaktycznej w niektórych przypadkach toksyczności chemicznej, takich jak kwas trójchlorooctowy, parakwat i chlorek rtęci.

WPROWADZENIE

Guma arabska jest naturalnym kompleksem wysięku z drzew akacji senegal i akacji seyal, w którym składa się z mieszaniny polisacharydów i glikoprotein. Został on zatwierdzony jako dodatek do żywności ze względu na swoje właściwości stabilizujące, emulgujące i zagęszczające, które wywołują atrakcyjne smaki [1]. Dziąsło arabskie jest stosowane w farmaceutykach, gdzie wywiera wiele działań terapeutycznych ze względu na przeciwutleniające działanie przeciwbiegunkowe, przeciwzapalne i przeciwdrobnoustrojowe, a ponadto poprawia re-mineralizację zębów [2]. W ostatnim czasie wiele opublikowanych danych ujawniło, że dziąsło arabskie oprócz działania hipocholesterolemicznego ma pozytywny wpływ na leczenie chorób nerek, układu pokarmowego i sercowonaczyniowego [3]. Dlatego też, w oparciu o szerokie spektrum korzyści dla zdrowia, Wspólny Komitet Ekspertów FAO/WHO ds. Dodatków do Żywności zasugerował dopuszczalne dzienne spożycie gumy arabskiej dla ludzi od 1969 r. [4].

Narażenie na działanie czynników toksycznych zazwyczaj powoduje wiele zmian biologicznych w biomarkerze organizmu jako odpowiedź na toksyczne działanie tych czynników, niezależnie od tego, czy są to chemikalia środowiskowe, czy też leki. Narażenie na działanie substancji toksycznych definiuje się jako stan stresujący, który prowadzi do zaburzenia równowagi pomiędzy pro-utleniaczami i przeciwutleniaczami, powodując szkodliwe zmiany biochemiczne i fizjologiczne.

Toksyczne narażenie wywołujące stres nazywane jest stresem oksydacyjnym, który wytwarza nadmierne ilości wolnych rodników, w których układ obrony antyoksydacyjnej jest tłumiony ze względu na zwiększone obciążenie oksydacyjne lub niewystarczającą ilość enzymów oksydacyjnych [5]. Tak więc zmiany w poziomach biomarkerów stresu oksydacyjnego są uznawane za bio-wskaźniki zatrucia. Ponadto reaktywne formy tlenu (ROS) zwykle powodują uszkodzenia białek, węglowodanów, lipidów i kwasów nukleinowych [6].

Ostatnio, w oparciu o wspomniany mechanizm patofizjologii zatrucia, w wielu badaniach wykorzystano nowe naturalne antyoksydanty jako środki zapobiegawcze i terapeutyczne w wielu przypadkach toksyczności. Wykazano również, że guma arabska jako jeden z tych naturalnych przeciwutleniaczy jest skutecznym środkiem ochronnym i leczniczym w wielu przypadkach odurzonych [7]. Tak więc w niniejszym artykule podjęto próbę skupienia się na profilaktycznej i terapeutycznej roli gumy arabskiej jako antyoksydanta w leczeniu toksyczności w zależności od dostępnych danych opublikowanych w ostatnich latach.

Toksyczność gumy arabskiej i leków

W ostatnich latach wiele badań wykazało, że guma arabska ma zdolność do zapobiegania lub leczenia toksycznych objawów niektórych popularnych leków, takich jak środki przeciwbólowe i chemioterapia. Elshama i in., 2014 [8] udowodnili, że guma arabska może zapobiegać ogólnoustrojowej toksyczności przedawkowania indometacyny, dzięki czemu może poprawić wskaźniki toksyczności indometacyny w różnych narządach i układach organizmu; jednoczesne stosowanie gumy arabskiej z indometacyną może poprawić toksyczność nerek i wątroby oraz zmodyfikować toksyczne zmiany morfologiczne siatkówki związane z poprawą pełnego obrazu krwi i profilu krzepnięcia, na które ma wpływ zatrucie indometacyną.

Ponadto guma arabska skutecznie chroni wątrobę przed toksycznym działaniem acetaminofenu poprzez redukcję stresu oksydacyjnego, usuwanie tlenku azotu oraz blokowanie funkcji makrofagów wątrobowych, w których przedawkowanie acetaminofenu powoduje znaczne obniżenie poziomu glutationu wątrobowokomórkowego związanego z uwalnianiem tlenku azotu i aktywacją makrofagów wątrobowych, które są mediatorami hepatotoksyczności indukowanej acetaminofenem [9]. Ponadto, połączone podawanie gumy arabskiej i aspiryny może chronić błonę śluzową jelita przed toksycznością aspiryny, w której guma arabska ma działanie przeciwnowotworowe, oprócz swojej roli w utrzymaniu równowagi pomiędzy enzymami trzustkowymi, jelitowymi oraz zawartością żelaza i cynku w jelitach, modulując zmiany biochemiczne i histopatologiczne, które są indukowane przez toksyczność aspiryny [10].

Ponadto, guma arabska może również odgrywać rolę zapobiegawczą w toksyczności chemioterapii. Może on ograniczać lub neutralizować reaktywne metabolity tlenowe cyklofosfamidu, a następnie chronić pęcherz moczowy przed cytotoksycznością [11].

W związku z tym guma arabska chroni serce przed toksycznym działaniem doksorubicyny, odwracając jej zmiany histopatologiczne, takie jak uszkodzenie mięśnia sercowego, zwyrodnienie mięśnia sercowego, poszerzenie mitochondriów i wakuolizację komórkową, w której guma arabska jest uważana za silnego wymiatacza nadtlenków, co zapobiega kardiotoksyczności doksorubicyny [12,13].

Ponadto nefrotoksyczność cisplatyny i promieniowania γ ogranicza ich zastosowanie jako środków chemioterapii i radioterapii w klinicznej dziedzinie leczenia nowotworów. Tak więc guma arabska może pomóc lekarzom w przezwyciężeniu tego problemu ze względu na jej właściwości renoprotekcyjne i antyoksydacyjne, w których wstępne leczenie gumą arabską zapobiega uszkodzeniu komórek nerki, które jest przypisywane toksyczności cisplatyny i γ-radiacyjnej [14].

Wiadomo, że nefrotoksyczność antybiotyków aminoglikozydowych jest dobrze ugruntowana jako jeden z najpoważniejszych objawów zatrucia. Według Al Majeda i wsp., 2002 [15], dziąsło arabskie może poprawiać biochemiczne i histopatologiczne objawy nefrotoksyczności gentamycyny poprzez hamowanie produkcji wolnych rodników tlenowych, które powodują peroksydację lipidów w tkankach nerek.

Ponadto, Alla i Sadeek, 2018 r. [16] potwierdzili renoprotekcyjne działanie dziąsła arabskiego, w którym jego podanie doustne może złagodzić toksyczność adeniny dla nerek, zapobiegając stresowi oksydacyjnemu, dlatego też jest ono uważane za obiecujące leczenie u chorych na przewlekłe choroby nerek. Z drugiej strony, Alubaidy, 2013 [17] sugerował, że guma arabska może wywierać ochronę wątroby poprzez właściwości zmiatające wolne rodniki w przypadkach toksyczności wątrobowej wywołanej narażeniem na gentamycynę, przywracając prawidłowe parametry biochemiczne i zwiększając zdolność regeneracyjną wątroby. W powiązanym kontekście guma arabska może również przeciwdziałać hepatotoksyczności walproinianu sodu w oparciu o jego działanie przeciwutleniające [18].

Toksyczność gumy arabskiej i chemikaliów

W podobnym kontekście guma arabska może odgrywać rolę profilaktyczną i leczniczą w innych zatruciach chemicznych. Kwas trójchlorooctowy jest jednym z tych związków chemicznych, w którym jest stosowany w wielu produktach leczniczych; znajduje się również w wodzie pitnej po wysokim stężeniu chlorowania. Narażenie na działanie kwasu trójchlorooctowego wywiera poważny wpływ toksykologiczny na narządy witalne, powodując hepatotoksyczność i toksyczność nerek w odpowiedzi na mechanizm stresu oksydacyjnego [19]. Najla i wsp., 2017 [20] donieśli, że suplementacja gumy arabskiej pełni skuteczną rolę hepatoprotekcyjną, zarówno biochemicznie, jak i histologicznie, w toksyczności wywołanej przez trójchlorooctan, gdzie przeciwutleniacz i działanie antyilipoperoksydacyjne gumy arabskiej może hamować i usuwać wolne rodniki, które są generowane przez trójchlorooctan, a następnie guma arabska może zapobiegać i leczyć zaburzenia wątroby.

Z drugiej strony, Alnahdi, 2016 r. [21] odniósł się do stosowania gumy arabskiej jako środka profilaktycznego przeciwko toksycznemu pogarszaniu się stanu nerek spowodowanemu zatruciem kwasem trójchlorooctowym, poprawiającego pracę nerek.

Ponadto Gamal el Din i in., 2005 [22] udowodnił, że guma arabska może łagodzić toksyczność płuc, która jest wywoływana przez toksyczne działanie jednego z najbardziej herbicydów (parakwatu). Badanie to wykazało zdolność gumy arabskiej do przeciwdziałania powstawaniu wolnych rodników, które powodują stres oksydacyjny w tkankach płuc, prowadzący do indukcji toksyczności.

Każdego dnia, wraz z rozwojem badań, ochronne działanie gumy arabskiej dowodzi jej skuteczności w zapobieganiu zagrożeniom związanym z toksycznością wielu chemikaliów. Rtęć i jej różne formy uważa się za niebezpieczne środowiskowe i przemysłowe substancje toksyczne, które powodują poważne zmiany w tkankach ludzkiego ciała, w których gromadzi się głównie w nerkach, prowadząc do ostrej niewydolności nerek w oparciu o obniżony poziom glutationu i wzrost poziomu reaktywnych form tlenu, takich jak rodniki nadtlenku i nadtlenek wodoru. W tym kontekście Gado i Aldahmash, 2013 [23] wskazali na efektywną cytoprotekcyjną rolę gumy arabskiej w modulowaniu nefrotoksyczności chlorku rtęci poprzez jej kompetencje do utrzymania aktywności enzymów antyoksydacyjnych w tkankach nerek związanych z redukcją stresu oksydacyjnego, który powstaje w wyniku toksycznego działania chlorku rtęci.

PODSUMOWANIE

Dziąsło arabskie jest uważane za jeden z naturalnych przeciwutleniaczy, które mają skuteczną rolę ochronną i terapeutyczną w wielu przypadkach toksyczności. Wiele badań wykazało, że guma arabska ma zdolność do zapobiegania lub leczenia toksycznych objawów niektórych popularnych leków, takich jak indometacyna, aspiryna, acetaminofen, gentamycyna, cyklofosfamid, doksorubicyna i cisplatyna, oprócz swojej mocy modulowania toksyczności niektórych popularnych substancji chemicznych, takich jak kwas trójchlorooctowy, parakwat i chlorek rtęci.

ZALECENIE

W przyszłości powinny być prowadzone dalsze badania na ludziach w celu zweryfikowania skuteczności działania gumy arabskiej jako środka leczniczego i ochronnego w różnych lekach i chemikaliach toksycznych.

REFERENCJE

1- S. Patel, A. Goyal, "Applications of Natural Polymer Gum Arabic": A Review, International Journal of Food Properties," tom 18, nr. 5, s. 986-998, 2015. DOI:10.1080/10942912.2013.809541

2- B.H. Ali, A. Ziada, G. Blunden, "Biologiczne skutki gumy arabskiej. A review of some recent research, Food and Chemical Toxicology, vol. 47, no.1, s. 1-8, 2009.

3- S. Al-Assaf, G.O. Phillips, P.A. Williams, "Studies on acacia exudate gums". Part I : the molecular weight of Acacia senegal rubber exudate," Food Hydrocolloids, Vol. 19, No.4, pp. 647-660, 2005.

4- H.A. Badreldin, A. Ziada, G. Blunden, "Biological effects of gum arabic: A review of some recent research," Food and Chemical Toxicology, vol. 47, no. 1, pp. 1-8, 2009.

5- C. Faggio, F. Fazio, S. Marafiot, F. Arfuso, G. Piccione, "Oral administration of Gum Arabic: effects on hematological parameters and oxidative stress markers in Mugil cephalus", Iranian Journal of Fisheries Sciences, vol. 14, no.1, pp. 60-72, 2015.

6- J. Lykkesfeldt, O. Svendsen, "Oxidants and oxidants in disease: oxidative stress in farm animals", Veterinary Journal, vol.173, no.1, pp. 502-511, 2007.

7- Y. Dror, Y. Cohen, R. Yerushalmi - Rozen, "Structure of gum arabic in aqueous solution", Journal of Polymer Science: Część B: Fizyka polimerów, t. 44, nr 1, s. 3265-3271, 2006.

8- S.S. Elshama, A.E. El-Kenawy, H.E.H. Osman, H.M. Youseef, "Amelioration of indomethacin systemic toxicity by arabic gum administration in the adult albino rats," International Journal of Medicinal Plants and Alternative Medicine, vol. 2, no. 3, s. 32-46, 2014.

9- A.M. Gamal eldin, A.M. Mostafa, O.A. Al Shabanah, A.M. Al Bekairi, M.N. Nagi, "Protective effect of arabic gum against acetaminophen-induced hepatotoxicity in mice," Pharmacol. Res., tom 48, nr 1, s. 631-635, 2003.

10- W.A. Nasif, M. Lotfy, M.R. Mahmoud, "Protective effect of gum acacia against the aspirin induced intestinal and pancreatic alterations", Eur Rev Med Pharmacol Sci., vol. 15, no. 3, s. 285-92, 2011.

11- A.A. Al-Yahya, A.A. Al-Majed, A.M. Gado, M.H. Daba, O.A. Al-Shabanah, A.R. Abd-Allah, "Wysięk z gumy akacji senegalskiej chroni przed cytotoksycznością pęcherza moczowego wywołaną cyklofosfamidem", Oxid Med Cell Longev., t. 2, nie. 4, s. 207-13, 2009.

12- A.R. AbdAllah, A.A. Al Majed, A.M. Mostafa, O.A. Al Shabanah, A.G. Din, M.N. Nagi, "Protective effect of arabic gum against cardiotoxicity induced by doxorubicin in mice: a possible mechanism of protection", J. Biochem. Mol. Toxicol., tom 16, nie. 4, s. 254-259, 2002.

13- M.A. Elderbi, A.W.H. Mohamed, A.H.A. Hadi, M.D. Dabobash, "Potential protective effect of gum Arabic against Doxorubicin-induced cardiotoxicity in Wistar albino rats," Int J Pharm Sci Res; vol. 5, no. 3, s. 1023-27, 2014. doi: 10.13040/IJPSR.0975-8232.5(3).1023-27.

14- A.M. Heba, S.N. Ahmed, H. Neamat, F.Z. Hala, A.K. Sanaa, "The renoprotective effect of gum arabic in gamma-irradiated and cisplatin treated rats," International Journal of Scientific and Research Publications, vol. 5, no. 6, pp. 1-11, 2015.

15- A.A. Al-Majed, A.M. Mostafa, A.C. Al Rikabi, O.A. Al Shabanah, "Protective effects of oral arabic gum administration on gentamicin-induced nephrotoxicity in rats," Pharmacol. Res., tom 46, nie. 5, s. 445-451, 2002.

16- F. Alla, E.A. Sadeek, "Effect of Arabic Gum as Prebiotics and Lactobacillus casei Shirota (LcS) as Probiotic on Oxidative Stress and Renal Function in Adenine-Induced Chronic Renal Failure in Rats", European Journal of Nutrition & Food Safety, vol. 8, no. 1, pp. 29-46, 2018.

17- G.F. Alubaidy, "Study the biochemical effect of gum Arabic in liver injury and blood serum of mice induce by gentamicin," Bas. J. Vet. Res., Vol. 12, No. 1, str. 243-252, 2013.

18- S.S.M. Ahmed, "The effect of gum Arabic supplements on sodium valproate-induced hepatotoxicity in rats," Master Thesis of Science in Biochemistry, University of Khartoum, Khartoum, Sudan, 2010. https://core.ac.uk/download/pdf/71671401.pd.

19- I. Celik, "Determination of Toxicity of Trichloroacetic Acid in Rats": 50 dni studium wody pitnej", Pestic. Biochem. Phys., tom 89, nr 1, s. 39-45, 2007.

20- O.A. Najla, S.R. Kholoud, E.A.F. Hoda, S.A. Hanan, "Protective role and antioxidant activity of arabic gum against trichloroacetate-induced toxicity in liver of male rats", Indian Journal of Animal Research, vol. 51, no. 2, pp. 303-309, 2017.

21- H.S. Alnahdi, "Prophylactic impact of Arabic guma extract against nephrotoxicity induced by chronic exposure to trichloroacetic acid in rat," Advances in Environmental Biology, vol. 10, no. 12, pp. 250-258, 2016.

22- A.M. Gamal el Din, A.A. Al-Yahya, A.A. Al-Majed, A.M. Al-Bekairi, A.M. Mostafa, "Antioxidant effect of Arabic guma against paraquat-induced lung oxidative stress in mice," J. Med. Sci., t. 5, nr 2, s. 95-100, 2005.

23- A.M. Gado, B.A. Aldahmash, "Antioxidant effect of Arabic gumes against mercuric chloride-induced nephrotoxicity", Drug Design, Development and Therapy, Vol. 7, no. 1, pp. 1245-1252, 2013.

Rozdział 7

Physalis Peruviana L

ABSTRACT

Physalis peruviana L jest uważany za jeden z naturalnych antyoksydantów. Zawiera on związki bioaktywne, takie jak związki fenolowe, które mogą hamować aktywność peroksydacyjną lipidów. Przeprowadzono szereg badań mających na celu ocenę ochronnej i terapeutycznej roli Physalis peruviana L w leczeniu objawów toksycznych niektórych czynników toksycznych. Badania te wykazały, że Physalis peruviana L może modulować toksyczne objawy dymu papierosowego, kadmu, czterochlorku węgla i acetaminofenu na różnych organach ciała, takich jak płuca, jądra, wątroba i nerki. Podanie Physalis peruviana L może również chronić przed procesem karcynogenezy w płucach i wątrobie ze względu na jego działanie antyoksydacyjne i antyproliferacyjne.

WPROWADZENIE

Problemy toksykologiczne, które wpływają na zdrowie ludzi i zwierząt, stanowią wyzwanie dla lekarzy, zwłaszcza w związku z powszechnym nadużywaniem narkotyków i powszechnym zanieczyszczeniem środowiska. W ostatnich latach wiele badań koncentrowało się na tym wyzwaniu, poszukując alternatywnej terapii w celu leczenia niektórych przypadków zatrucia, które są spowodowane przez niektóre toksyczne czynniki, które nie mają antidotum do tej pory. W kilku badaniach wykorzystano specyficzne, charakterystyczne efekty niektórych roślin w leczeniu niektórych przypadków zatrucia jako bezpieczną i skuteczną alternatywę lub terapię adiuwantową. Dlatego zakłady te mogą być wykorzystywane jako obiecujące źródło nowoczesnych środków leczniczych i zapobiegawczych w leczeniu toksyczności.

Owoce Physalis peruviana Linnaeus są jedną z tych roślin, które były używane w niektórych badaniach jako środek trujący; należy do rodziny Solanaceae i nazywane jest agrestem przylądkowym lub Harankash w Egipcie [1]. W przeszłości jej liście i korzenie były wykorzystywane w medycynie ludowej jako środek moczopędny, antyseptyczny, przeciwgrzybiczny, antybakteryjny, antyrakowy [2], przeciwmalaryczny i przeciwzapalny [3].

Badania fitochemiczne przeprowadzone na Physalis peruviana L wykazały, że zawiera on związki bioaktywne, takie jak fizykalia, glikozydy, tikloidyna i sokół wędrowny, które wywierają korzystny wpływ na zdrowie, taki jak hamowanie oksydazy ksantynowej i aktywność peroksydacji lipidów [4]. Physalis peruviana L zawiera również minerały (żelazo, potas, fosfor i cynk), witaminy (A, B, C, E i K), węglowodany, wielonienasycone kwasy tłuszczowe oraz błonnik [5].

Analiza ilościowa ekstraktu Physalis peruviana L, która została przeprowadzona przy użyciu wysokosprawnej chromatografii cieczowej (HPLC) wykazała, że zawiera on związki fenolowe, takie jak kwas chlorogenowy, rutyna i kwas kofeinowy, które są odpowiedzialne za wiele jego skutków biologicznych, takich jak działanie przeciwutleniające. Niedawno zwrócono uwagę naukowców na właściwości przeciwutleniające Physalis peruviana L, aby stosować go w medycynie jako terapię alternatywną 6.

Co więcej, Codevilla i wsp. [7] wykorzystali ultradźwiękową ekstrakcję o wysokiej intensywności (HIU) do ekstrakcji Physalis peruviana L, w której oprócz wykazania zdolności cytotoksyczności, wykazała podobne wyniki w odniesieniu do związków fenolowych i innych przeciwutleniaczy.

W związku z tym obecny przegląd będzie koncentrował się na roli Physalis peruviana L jako środka zapobiegawczego i terapeutycznego w zarządzaniu przypadkami toksyczności leków i innych środków toksycznych, zgodnie z dostępnymi badaniami.

Physalis peruviana L i odurzenie

Według wielu opublikowanych badań, Physalis peruviana L ma silną skuteczność w modulowaniu objawów toksycznych znacznej liczby czynników toksycznych. Toksyczność dymu papierosowego jest jednym z tych czynników, które Physalis peruviana L odgrywa ważną rolę w łagodzeniu jego zatrucia.

Ostatnio wiele badań wykazało, że dym papierosowy zawiera szkodliwe cząstki i śladowe ilości składników mikrobiologicznych, takich jak lipopolisacharyd bakteryjny, który odgrywa ważną rolę w chorobach płuc [8]. Narażenie na dym papierosowy zwykle zmienia mechanizmy zapalne poprzez zwiększenie napływu komórek zapalnych, w tym neutrofili, przy jednoczesnej produkcji cząsteczek zapalnych prowadzących do przewlekłej obturacyjnej choroby płuc [9].
Zgodnie z wynikami wielu badań, zapalenie dróg oddechowych i napływ neutrofili są głównymi cechami patofizjologicznymi przewlekłej obturacyjnej choroby płuc, w której utrzymująca się aktywacja neutrofili zwiększa produkcję reaktywnych form tlenu prowadzących do uszkodzenia tkanki płucnej [10]. Ponadto makrofagi produkują cytokiny zapalne i chemokiny, które wpływają na zapalenie dróg oddechowych jako jeden z elementów patogenezy przewlekłej obturacyjnej choroby płuc [11].

Ponadto narażenie na dym papierosowy powoduje wysoki poziom czynnika martwicy nowotworów -α i interleukiny-6, a także produkcję monocytowego chemoatrakcyjnego białka-1 przez makrofagi i komórki nabłonka dróg oddechowych w odpowiedzi zapalnej dróg oddechowych [12]. Dlatego też antyoksydanty mogą pełnić zarówno terapeutyczną, jak i zapobiegawczą rolę w toksyczności dymu papierosowego, a następnie mogą być użyteczne w leczeniu przewlekłej obturacyjnej choroby płuc poprzez zmniejszenie napływu komórek zapalnych i poziomu molekuł zapalnych oraz poprzez regulację poziomu antyoksydacyjnych białek obronnych heme tlenazy-1. Dzięki temu podawanie antyoksydantów może złagodzić stan zapalny dróg oddechowych zahamować działanie chemoatrakcyjnego białka monocytowego-113.

W tym kontekście Park et al.,[14] wykorzystali właściwości przeciwutleniające Physalis peruviana L do modulowania toksyczności dymu papierosowego i łagodzenia zapalenia dróg oddechowych poprzez hamowanie napływu neutrofili i zapalnych toksycznych cząsteczek, takich jak reaktywne formy tlenu, które wywołują patogenezę chronicznej obturacyjnej choroby płuc. Ponadto Physalis peruviana L obniża również poziom cytokin prozapalnych, takich jak czynnik martwicy nowotworów alfa i interleukina-6, a ponadto może osłabiać ekspresję chemoatraktantu monocytowego białka-1 przy jednoczesnym wzroście aktywacji czynnika jądrowego erytrocytów 2 i ekspresji hemu tlenazy-1 (HO-1). Tak więc Physalis peruviana L jest uważany za cenny leczniczy adiuwant w chorobach zapalnych dróg oddechowych wywołanych paleniem papierosów, takich jak przewlekła obturacyjna choroba płuc.

Dym papierosowy jest uważany za najczęstszą przyczynę raka płuc, w którym dym tytoniowy zawiera dwa główne składniki rakotwórcze, którymi są wielopierścieniowe węglowodory aromatyczne i nitrozoaminy. Nitrozamina 4-(metylo-nitro-samino)-1-(3- pirydyl)-1-butanon, nazywana nikotynowym nitrozaminoketonem (NNK), jest uważana za kluczowy składnik czynnika rakotwórczego dymu tytoniowego, który odgrywa ważną rolę w rakotwórczości płuc [15].

El-Kenawy i jego współpracownicy [16] ocenili skuteczność Physalis peruviana L na toksyczne działanie NNK wywołanego rakiem płuca za pomocą histopatologicznej, immunohistochemicznej i cytometrycznej analizy przepływu DNA. Udowodniły one, że podanie Physalis peruviana L może chronić przed rakotwórczością płuc wywołaną NNK ze względu na jej działanie antyoksydacyjne i antyproliferacyjne.

W innym kontekście, Chang i wsp.,[17 doszli do wniosku], że Physalis peruviana L ma działanie hepatotoksyczne przeciwko hepatotoksyczności wywołanej acetaminofenem, oparte na zdolności do wywoływania stabilizacji błony komórkowej, regeneracji komórek wątrobowych i wzmacniania aktywności enzymów antyoksydacyjnych, takich jak katalaza, dysmutaza nadtlenkowa i peroksydaza glutationowa. Ponadto Physalis peruviana L może normalizować poziom enzymów wątrobowych związanych z wyraźną poprawą w toksycznych przejawach uszkodzeń wątroby, takich jak martwica komórek i zmiany tłuszczowe, w sposób zależny od dawki.

Ponadto, Hassan i wsp.,[18] przeprowadzili inne badania w celu oceny aktywności zmiatania wolnych rodników i zdolności przeciwutleniającej Physalis peruviana L wskazując na jej zdolność do antagonizowania generacji wolnych rodników i aktywowania mechanizmów obrony antyoksydacyjnej prowadzącej do wyraźnej poprawy poziomu parametrów oksydacyjnych i przeciwutleniających oprócz poziomów biomarkerów wątroby. Hassan i wsp. zgłosili również, że Physalis peruviana L może znacząco zwiększyć poziom biomarkerów antyoksydacyjnych, w tym całkowitej zdolności antyoksydacyjnej, katalazy i dysmutazy nadtlenkowej związanej ze spadkiem poziomu aldehydu malonowego.

W innym kontekście Abdel Moneim [19] zastosował Physalis peruviana L, aby zapobiec toksyczności jąder spowodowanej przez tetrachlorek węgla. Badanie to wykazało, że suplementacja sokiem Physalis peruviana L może poprawić poziom hormonów płciowych, takich jak testosteron, hormon luteinizujący i hormon stymulujący pęcherzyki oprócz aktywacji enzymów przeciwutleniających jądra, takich jak peroksydaza glutationowa, transsferaza glutationowa S, katalaza, dysmutaza nadtlenkowa i reduktaza glutationowa, które są tłumione przez podanie czterochlorku węgla. Ponadto, Physalis peruviana L może zmniejszać peroksydację lipidów i produkcję tlenku azotu przy jednoczesnym zapobieganiu degeneracji zarodków i komórek Leydiga, deformacji spermatogenezy i hamowaniu aktywności kaspazo-3 tłumiącym apoptozę w tkankach jąder. Tak więc Physalis peruviana L może odgrywać rolę terapeutyczną i zapobiegawczą w chorobach wywołanych przez wolne rodniki, toksyczności reprodukcyjnej i niepłodności.

Abdel Moneim i jego koledzy [20 przeprowadzili] kolejne badania w celu zbadania wpływu Physalis peruviana L na indukowaną kadmem neurotoksyczność oksydacyjną w mózgu. Physalis peruviana L skorygował zaburzenie parametrów neurochemicznych, w którym przywrócił normalny poziom dopaminy, serotoniny i kwasu 5-hydroksyindoleoctowego w móżdżku hipokampu i korze mózgowej w związku ze spadkiem poziomu tlenku azotu i peroksydacji lipidów w mózgu. Physalis peruviana L zwiększył również znacznie aktywność antyoksydantów nieenzymatycznych i enzymatycznych wraz z przywróceniem prawidłowego glutationu.

W powiązanym kontekście, Othman i jego współpracownicy [21] udowodnili skuteczność Physalis peruviana L w łagodzeniu innej toksycznej manifestacji kadmu, jaką jest toksyczność jąder. Physalis peruviana L obniżył poziom aldehydu malonowego, tlenku azotu i ekspresji kaspazo-3 wraz ze zwiększeniem zawartości glutationu oraz aktywności katalazy, dysmutazy nadtlenkowej, peroksydazy glutationowej, reduktazy glutationowej i poziomu testosteronu. Ponadto, dzięki ochronnemu działaniu Physalis peruviana L, oprócz zmian histopatologicznych jąder poprawiono także stres oksydacyjny jąder i apoptozę komórek płciowych.

Ponadto Dkhil i wsp.,[22 doszli do wniosku], że Physalis peruviana L. pełni również rolę ochronną przed hepatotoksycznością wywołaną kadmem i nefrotoksycznością. Physalis peruviana L zmniejszył peroksydację lipidów, tlenek azotu i zwiększył aktywność enzymatycznych i nieenzymatycznych cząsteczek antyoksydacyjnych oraz glutationu w tkankach wątroby i nerek, odwracając toksyczne zmiany histopatologiczne. Ponadto Physalis peruviana L zwiększył ekspresję białka Bcl-2 w wątrobie i nerkach, oprócz działania antyoksydacyjnego i antyapoptotycznego.

PODSUMOWANIE

Physalis peruviana L jest jednym z naturalnych antyoksydantów. Udowodniono istotną skuteczność ochronną i terapeutyczną Physalis peruviana L w leczeniu objawów toksycznych niektórych czynników, takich jak dym papierosowy, kadm, czterochlorek węgla i acetaminofen. Podanie Physalis peruviana L może również chronić przed procesem karcynogenezy w płucach i wątrobie ze względu na jego działanie antyoksydacyjne i antyproliferacyjne.

ZALECENIE

W przyszłości powinny być prowadzone dalsze badania in vitro w celu oceny roli Physalis peruviana L w leczeniu innych rodzajów zatruć wraz z innymi badaniami in vivo w celu udowodnienia jego profilaktycznej i terapeutycznej roli w leczeniu toksyczności.

REFERENCJE

1. Puente, L.A., C.A., Pinto-Muñoz, i E.S. Castro, i in., 2011. Physalis peruviana linnaeus, wielorakie właściwości wysoce funkcjonalnego owocu: przegląd. Food Res Int, 44(7):1733-1740.

2. Yen, C.Y., C.C., Chiu, F.R., Chang, et al., 2010. 4β-Hydroksywitanolid E z Physalis peruviana [złotej jagody] hamuje wzrost komórek ludzkiego raka płuc poprzez uszkodzenie DNA, apoptozę i zatrzymanie G2/M. BMC Cancer, 10:46.

3. Franco, L.A., G.E., Matiz, J., Calle, et al. Aktywność przeciwzapalna ekstraktów i frakcji otrzymanych z kielichów Physalis peruviana L. Biomedica, 27:110-115

4. Hassanien, M.F.R., 2011. Physalis peruviana: bogate źródło bioaktywnych fitochemikaliów dla żywności funkcjonalnej i farmaceutyków. Food Rev Int, 27: 259-73.

5. Simbaqueba J., P., Sanchez, E., Sanchez, et al, 2011... Opracowanie i charakterystyka markerów mikrosatelitarnych dla pelargonii Physalis peruviana. PloS One ; 6:e26719.

6. Wu, S.J., Ng, L.T., Huang, Y.M., Lin, D.L., Wang, S.S., Huang, S.N. i Lin, C.C., 2005. Aktywność przeciwutleniająca Physalis peruviana. Biol Pharm Bull; 28: 963-966.

7. Codevilla, C.F., B., Tischer, A.L., Gindri, et al., 2018. Cytotoksyczność i aktywność antyoksydacyjna ekstraktów z jagód gołoledzi uzyskanych przy pomocy ultradźwięków o dużej intensywności. Ciência Rural, , 48(2): e20170362.

8. Tamimi, A., D., Serdarevic, i N.A., Hanania, 2012. Wpływ dymu papierosowego na zapalenie dróg oddechowych w astmie i POChP: Skutki terapeutyczne. Respirator Med, 106: 319-328.

9. Lee, J., V., Taneja, i R., Vassallo, 2012. Palenie papierosów i zapalenie: mechanizmy komórkowe i molekularne. J Dent Res, 91: 142-149.

10. Lee, J.W., N.R., Shin, J.W., Park, S.Y., Park, O.K, Kwon, H.S., Lee, J., Hee Kim, H.J., Lee, J., Lee, Z.Y., Zhang, et al. 2015. Callicarpa japonica Thunb. tłumi wywołane paleniem papierosów zapalenie neutrofili i wydzielanie śluzu. J Ethnopharmacol, 175: 1-8.

11. Lee, E., N., Yun, Y.P., Jang, i J., Kim, 2013. Wyciąg z Lilium lancifolium Thunb. łagodzi zapalenie płuc i powiększenie przestrzeni powietrznej w modelu myszy narażonej na dym papierosowy. J Ethnopharmacol, 149: 148-156.

12. Zhou, R., F., Luo, H., Lei, K., Zhang, J., Liu, H., He, J., Gao, X., Chang, L., He, H., Ji, et al., 2016. Liujunzi Tang, słynna tradycyjna chińska medycyna, ulepsza model myszy z POChP wywołany paleniem papierosów. J Ethnopharmacol, 193: 643-651.

13. Lee, J.W., H.A., Park, O.K., Kwon, Y.G., Jang, J.Y., Kim, B.K., Choi, H.J., Lee, S., Lee, J.H., Paik, S.R., Oh, et al., 2016. Kwas azjatycki hamuje zapalenie płuc wywołane dymem papierosowym. Int Immunopharmacol, 39: 208-217.

14. Park, H.A., J.W., Lee, O.G., Kwon, et al., 2017. Physalis peruviana L. hamuje zapalenie dróg oddechowych wywołane dymem papierosowym i lipopolisacharydem poprzez hamowanie zewnątrzkomórkowej kinazy regulowanej sygnałem i indukcję heme-tenazy-1. International journal of molecular medicine, 40: 1557-1565.

15. Lin, R.K., H.S., Hsu, J.W., Chang, et al., 2007. Zmiany metylotransferaz DNA przyczynia się do metylacji 5'CpG i złe rokowanie w raku płuc. Rak płuca, 55: 205-13.

16. El-Kenawy, A.E., S.S., Elshama, i H.E.H., Osman, 2015. Effects of Physalis peruviana L on Toxicity and Lung Cancer

Induction by Nicotine Derived Nitrosamine Ketone in Rats, Asian Pacific Journal of Cancer Prevention, 16 (14): 5863-5868.

17. Chang, J.C., C.C., Lin, S.J., Wu, D.L., Lin, S.S., Wang, C.L., Miaw, i L.T., Ng, 2008. Przeciwutleniające i hepatoprotekcyjne działanie ekstraktu Physalis peruviana przeciwko urazom wątroby wywołanym przez acetaminofen u szczurów. Biologia farmaceutyczna, 46 (10-11): 724-731.

18. Hassan, H.A., N.E., Gharib, i G.F., Azhari, 2017. Aktywność przeciwutleniająca i usuwanie wolnych rodników z peleryny agrestu (Physalis peruviana L.) w raku wątrobowokomórkowym wywołanym przez diethylnitrozoaminę. Hepatoma Res ;3:27-33.

19. Abdel Moneim, A.E., 2016. Zapobieganie toksyczności tetrachlorku węgla (CCl4) w jądrach szczurów leczonych owocami Physalis peruviana L. Toxicol Ind Health ;32(6):1064-73.

20. Abdel Moneim, A.E., A.A., Bauomy, M.M.S., Diab, M.T.M., Shata, et al., 2014. Ochronne działanie Physalis peruviana L. przeciwko neurotoksyczności wywołanej kadmem u szczurów. Biol Trace Elem Res, 160(3):392-9.

21. Othman, M.S., A., Nada, H.S., Zaki, et al., 2014. Wpływ Physalis peruviana L. na indukowaną kadmem toksyczność jąder u szczurów. Biol Trace Elem Res, 159(1-3): 278-287.

22. Dkhil, M.A., S., Al-Quraishy, M.M., Diab, M.S., Othman, A.M., Aref, i A.E., Abdel Moneim, 2014. Potencjalna rola ochronna owoców Physalis peruviana L. w hepatotoksyczności kadmowej i nefrotoksyczności. Food Chem Toxicol ; 74:98-106.

Rozdział 8

Propolis

ABSTRACT

Propolis (klej pszczeli) jest naturalną mieszanką zbieraną z kwiatów i pąków liściowych rośliny za pośrednictwem pszczół miodnych. Zawartość flawonoidów w propolisie może wywierać efekt antyoksydacyjny poprzez usuwanie wolnych rodników chroniących organizm przed peroksydacją lipidową wraz z aktywacją enzymów antyoksydacyjnych. W wielu badaniach badano skuteczność propolisu w łagodzeniu przejawów niektórych obelg toksykologicznych. Większość z tych badań wykazała, że propolis może zapobiegać poważnej toksyczności niektórych leków i substancji chemicznych oraz je detoksykować w zależności od ich aktywności przeciwutleniającej.

WPROWADZENIE

Propolis (klej pszczeli) jest naturalną mieszanką zbieraną z kwiatów i pąków liściowych rośliny za pośrednictwem pszczół miodnych. Jest to substancja klejąca i żywiczna, w której miesza się z wydzieliną ślinianki i woskiem pszczół miodnych w celu uszczelnienia otworów w plastrach miodu1. Jest on stosowany w żywności w celu promowania zdrowia ludzkiego, jak również jako środek ochronny przed niektórymi medycznymi perturbacjami. Ma on kilka efektów terapeutycznych, takich jak działanie przeciwzapalne, przeciwgrzybiczne, przeciwdrobnoustrojowe, przeciwnowotworowe i przeciwutleniające [2].

Propolis zawiera ponad 300 składników biochemicznych, takich jak flawonoidy i aminokwasy, oprócz niektórych witamin i minerałów, a także szereg kwasów tłuszczowych i niektórych enzymów, takich jak glukoza - 6-fosfataza. Zawartość flawonoidów w propolisie może wywierać efekt antyoksydacyjny poprzez usuwanie wolnych rodników chroniących organizm przed peroksydacją lipidową wraz z aktywacją enzymów antyoksydacyjnych, takich jak katalaza i dysmutaza nadtlenkowa [3].

Propolis jest stosowany jako medycyna alternatywna w różnych częściach świata kilka lat temu do tej pory w oparciu o wyżej wymienione korzystne dla zdrowia efekty [4]. Ostatnio naukowcy poświęcają więcej uwagi wykorzystaniu propolisu jako naturalnego przeciwutleniacza w zapobieganiu i leczeniu niektórych problemów toksykologicznych, w zależności od mechanizmu toksyczności większości czynników toksycznych, który zależy od procesu stresu oksydacyjnego generującego reaktywne formy tlenu prowadzące do peroksydacji lipidów w różnych narządach [5].

Z tego punktu widzenia i w zależności od dostępnych opublikowanych danych, w badaniu tym wymieniona zostanie w miarę możliwości większość badań, które zostały przeprowadzone na temat stosowania propolisu jako środka leczniczego w przypadkach zatruć.

Propolis i toksyczność leków

Leczenie chorób przewlekłych zazwyczaj wymaga długiego i powtarzalnego przebiegu podawania leków. Niektóre z tych leków mają boczne objawy toksyczne, których trudno jest uniknąć. Te toksyczne objawy są dużym wyzwaniem dla projektanta strategii leczenia, zwłaszcza jeśli nie ma substytutów dla tych leków. Z tego punktu widzenia niektóre badania zaczęły stosować adiuwanty lub leki alternatywne, aby zmniejszyć ryzyko zatrucia tymi lekami.

Rak jest uważany za jedną z chorób przewlekłych, których leczenie wymaga długiego, powtarzalnego i równoczesnego stosowania leków chemioterapeutycznych, co do których znane są częste poważne, toksyczne skutki uboczne. Cyklofosfamid, doksorubicyna i metotreksat są ważnymi członkami rodziny leków chemioterapeutycznych, które mają toksyczne objawy.

W ostatnich latach przeprowadzono wiele badań nad lekami chemioterapeutycznymi przy użyciu propolisu w celu poprawy jego toksyczności dla organów i układów organizmu. El-Naggar i wsp.,[6] przeprowadzili swoje badania nad toksycznością cyklofosfamidu, wykorzystując propolis jako potencjalny naturalny produkt chroniący organizm przed tą toksycznością. Badanie to wyjaśniło, że propolis ma zdolność do amelioracji najbardziej toksycznych przejawów cyklofosfamidu, gdzie propolis może poprawić i unormować poziom biochemiczny wątroby i nerek, takich jak aminotransferazy alaninowej, aminotransferazy asparaginianowej, mocznika i kreatyniny, co wiąże się z poprawą liczby białych krwinek i płytek krwi przy jednoczesnym osłabieniu toksycznych zmian histopatologicznych wątroby i nerek.

W tym samym kontekście Boutabet i jego współpracownicy7 przeprowadzili badania nad innym lekiem przeciwnowotworowym, jakim jest doksorubicyna, i zbadali rolę propolisu w łagodzeniu jego toksyczności. Badacze ci przeprowadzili badania analityczne i farmakologiczne propolisu przy użyciu chromatografii cienkowarstwowej, gazowej i ultrafioletowej wysokosprawnej chromatografii cieczowej i wykazali, że całkowite stężenie flawonoidów w propolisie wynosi 370 mg. Dlatego też zawartość flawonoidów w propolisie może zmniejszyć toksyczne działanie doksorubicyny przywracającej funkcje nerek w oparciu o jej działanie oczyszczające. Ponadto, propolis może zmniejszyć peroksydację lipidów i aldehyd malonowy, przy jednoczesnym wzroście stężenia glutationu w nerkach, co zapobiega stresowi oksydacyjnemu w nerkach, wywoływanemu przez toksyczne reaktywne metabolity doksorubicyny.

W powiązanym kontekście Rizk i wsp.,[8] przedstawili dowody na to, że stosowanie propolisu jako środka wspomagającego z doksorubicyną może zmniejszyć jej toksyczność dla jąder bez wpływu na jej skuteczność terapeutyczną, w którym chroni jądro przed utleniającym i apoptotycznym działaniem doksorubicyny. Ponadto Risk i inni współpracownicy wykazali, że badania morfometryczne i histopatologiczne, oprócz wyników biochemicznych, potwierdzają zaobserwowane działanie antyoksydacyjne i antyapoptotyczne propolisu w poprawieniu toksycznego wpływu doksorubicyny na jądro.

W przeciwnym razie, wyniki badania Almansour [9] wykazały słaby efekt dobroczynny propolisu w modulowaniu toksyczności wątrobowej i nerkowej, które są indukowane przez metotreksat. Dlatego też propolis może częściowo złagodzić niektóre z toksycznych zmian morfometrycznych i biochemicznych metotreksatu bez osiągania jakiegokolwiek efektu tłumienia toksycznych zmian w wątrobie, które są również indukowane przez metotreksat.
Ponadto przeprowadzono wiele badań naukowych w celu wykorzystania propolisu w innej dziedzinie toksyczności leków, jak np. w zakresie wzmacniania toksyczności leków przeciwbólowych. Niesteroidowe leki przeciwzapalne są uważane za klasę leków przeciwbólowych, które są stosowane w leczeniu przewlekłego bólu i stanów zapalnych. Diklofenak sodu jest członkiem niesteroidowych leków przeciwzapalnych, które są powszechnie stosowane w długim lub powtarzającym się

przebiegu leczenia chorób reumatycznych, takich jak reumatoidalne zapalenie stawów, więc diklofenak sodu ma duże możliwości wywoływania nefrotoksyczności. Według Amina i jego współpracowników10 , propolis jako środek renoprotekcyjny ma obiecujący pozytywny wpływ na nefrotoksyczność diklofenaku sodowego w oparciu o ocenę badań czynności nerek oraz parametrów peroksydacji lipidów i antyoksydantów, które są znacznie poprawione przez jednoczesne stosowanie propolisu.

W podobnym kontekście, propolis ma również działanie hepatoprotekcyjne przeciwko toksyczności innego leku przeciwbólowego, jakim jest paracetamol. González i wsp. [11] badali działanie propolisu w modelu ostrej hepatotoksyczności, która jest indukowana przez wysoką dawkę paracetamolu podawaną doustnie; doszli do wniosku, że propolis może wywierać prawie takie samo działanie jak N-acetylocysteina (antidotum na paracetamol). Propolis może znacząco poprawić poziom enzymów wątrobowych w surowicy i zwiększyć stężenie glutationu w tkankach wątroby, łagodząc hepatotoksyczność indukowaną przez paracetamol.

Wiadomo, że gentamycyna jest ugruntowanym środkiem nefrotoksycznym, poza szkodliwym wpływem toksycznym na męskie rozrodczość, jak wynika z badań Fetouh i Azab [12] . Aldahmasha i wsp., [13] mogą jednoznacznie udowodnić renoprotekcyjną rolę propolisu w łagodzeniu morfologicznego i biochemicznego aspektu nefrotoksyczności gentamycyny, wykazując jego zdolność do redukcji stresu oksydacyjnego i apoptozy w tkankach nerkowych. Jeśli chodzi o badania Fetouh i Azab, jednoczesne podawanie propolisu z gentamycyną skutecznie poprawiło jego toksyczne działanie na układ rozrodczy, dlatego zalecają one pacjentom stosowanie propolisu podczas leczenia gentamycyną. Ponadto, badania te wykazały, że propolis powoduje znaczną poprawę wszystkich parametrów cebulek półpustynnych i całkowitej liczby komórek Sertoli, plemników okrągłych, dziennej produkcji plemników oraz komórek Leydiga poza poziomem testosteronu.

Co więcej, suplementacja propolisem może prawie unormować wszystkie parametry hematologiczne, które wynikają z toksyczności leków przeciwgruźliczych (ryfampicyna i izoniazyd). W związku z tym propolis może przywrócić prawidłowy poziom hemoglobiny zapobiegając wystąpieniu niedokrwistości przy jednoczesnym utrzymaniu prawidłowej liczby krwinek czerwonych i białych w zależności od ich zdolności do znaczącej regeneracji błony komórkowej i funkcjonowania organu [14].

Propolis i toksyczność chemikaliów

Podobnie, szereg badań wykazało ochronną rolę propolisu w łagodzeniu toksyczności niektórych chemikaliów i innych czynników toksycznych. Ołów jest jednym z szeroko rozpowszechnionych toksycznych metali, który ma poważne konsekwencje dla zdrowia ludzkiego ze względu na jego wielopłaszczyznowe fizjologiczne i biochemiczne działania szkodliwe. Narażenie na działanie ołowiu stymuluje produkcję reaktywnych form tlenu, które niszczą wielonienasycone kwasy tłuszczowe fosfolipidów w błonie komórkowej, powodując zaburzenie funkcji komórkowych i mutację genów. Dlatego też pilną koniecznością stało się poszukiwanie nowych silnych trendów w celu poprawy jego toksyczności.

Z tego punktu widzenia badanie El-Masry'ego i jego współpracowników [15] zasugerowało, że propolis może być stosowany jako środek ochronny przed neurotoksycznością wywołaną ołowiem, gdzie niski poziom ekspozycji na ołów może mieć szkodliwy wpływ na ośrodkowy i obwodowy układ nerwowy, powodując zaburzenia w uczeniu się, spadek słuchu i zaburzenia funkcji poznawczych. Propolis może poprawić neurologiczną toksyczność ołowiu poprzez normalizację aktywności AChE, hamowanie malondialdehydu mózgu. Chroni również mitochondrialną reduktazę NADH-cytochromu C, SDH i aktywność cytochromu C, które odgrywają rolę w neurotoksyczności indukowanej ołowiem.

Ponadto, propolis może zwiększyć ilość witamin w tkankach mózgowych, takich jak witaminy C i E. Z innego aspektu, propolis może utrzymać liczbę spermatocytów, plemników i komórek sertolowych jąder przeciwko uszkodzeniu komórek wywołanemu zatruciem ołowiem według Widawati i wsp., [16].

Ponadto Talas i wsp.,[17] badali działanie przeciwutleniające propolisu w modulowaniu toksyczności arsenu w oparciu o ocenę parametrów biochemicznych i wyniki badań histopatologicznych. Propolis mógłby poprawić aktywność katalazy i zmniejszyć poziom aldehydu malonowego w różnych tkankach, łagodząc różne aspekty zatrucia arsenem.

Inne badanie zostało przeprowadzone przez Bhadauria [18] w celu oceny ochronnego działania propolisu przed ogólną toksycznością glinu w różnych organach, takich jak wątroba, nerki i mózg. Wyniki tych badań wykazały, że propolis może modulować wszystkie toksyczne cechy glinu, w którym może łagodzić stres oksydacyjny i zachować struktury histologiczne poprawiające funkcje wątroby, nerek i mózgu.

Ponadto, propolis przywraca normalny biochemiczny poziom AST, ALT, kwasu moczowego, mocznika, cholesterolu i trójglicerydów przy jednoczesnym spadku peroksydacji lipidów wątrobowych, nerkowych i neuronalnych, oprócz wzrostu aktywności wątroby, nerek i neuronów adenozynotrifosfatazy, dysmutazy nadtlenkowej, katalazy i glutationu. Propolis poprawia również aktywność AChE w przedmózgu, śródmózgu i mózgu wewnętrznym, który został zahamowany przez toksyczność aluminium.

Toksyczność fenolowa jest uważana za jedno z zagrożeń dla zdrowia zawodowego i zdrowia publicznego, w przypadku którego może ona powodować nefrotoksyczność, neurotoksyczność, immunotoksyczność, hematotoksyczność i cytotoksyczność. Toksyczne objawy fenolu przypisuje się produkcji rodników fenoksycznych, które mają zdolność do naruszania błony komórkowej nabłonka.

Elshama i jego współpracownicy [19] wykorzystali przeciwutleniające właściwości propolisu do osłabienia toksycznego wpływu fenolu na układ limfatyczny i hematologiczny. Propolis może przywrócić prawidłową liczbę krwinek i prawidłowy poziom immunoglobulin w surowicy wraz ze znaczną poprawą zmian histopatologicznych węzłów chłonnych, grasicy i śledziony.

Ponadto udowodniono skuteczność propolisu jako użytecznego naturalnego środka hepatoprotekcyjnego o szerokim indeksie terapeutycznym, w którym może on łagodzić ostre, podchroniczne i przewlekłe uszkodzenia wątroby. Bhadauria [20] potwierdziła użycie propolisu przeciwko zatruciu czterochlorkiem węgla, który jest znanym hepatotoksycznym środkiem i wywołuje również uszkodzenie nerek przez stres oksydacyjny prowadzący do zmian biochemicznych.

Co więcej, terapia propolisem udaje się utrzymać normalny poziom katalazy, adenozynotrifosfatazy, glukozy-6-fosfatazy oraz fosfatazy alkalicznej regulującej antyoksydacyjną aktywność obronną. Zachowuje również struktury wątrobowe i nerkowe, przy jednoczesnym przywróceniu prawidłowego poziomu innych parametrów biochemicznych w surowicy, takich jak białko, albumina, bilirubina, kreatynina, mocznik, trójglicerydy i cholesterol.

Z drugiej strony, Liu i jego współpracownicy [21] stwierdzili również, że propolis ma właściwości renoprotekcyjne, w których jego mechanizm ochrony nerek jest przypisywany silnemu usuwaniu nadtlenków; dlatego też może on pośrednio chronić nerki przed uszkodzeniem nerek spowodowanym przez nadtlenki w przypadku toksyczności etanolu. Zgodnie z badaniami Liu i jego współpracowników, wstępne leczenie propolisem mogłoby zapobiec niewydolności nerek wywołanej alkoholem etylowym w istotny sposób na podstawie dawki.

W ostatnich latach prowadzono szersze prace nad wykorzystaniem propolisu do poprawy toksyczności różnych czynników toksycznych. Ochratoksyna A jest jednym z toksycznych metabolitów, które są w stanie wzmocnić peroksydację lipidów; jest produkowana przez Aspergillus Ochraceus powodując anemię, nefrotoksyczność i hepatotoksyczność.

El-Khayat i wsp. [22] doszli do wniosku, że propolis może łagodzić stres oksydacyjny wywołany przez ochratoksynę A w wątrobie i nerkach poprzez swoją rolę w usuwaniu wolnych rodników zapobiegających peroksydacji lipidów. Poprawa ta przejawia się w znacznym obniżeniu średniego poziomu aminotransferazy alaninowej, transferazy gamma glutamylu, cholesterolu i kreatyniny w surowicy. Ponadto propolis poprawił parametry antyoksydacyjne wątroby i nerek, takie jak obniżona zawartość glutationu, glutationu utlenionego, peroksydazy glutationowej, dysmutazy nadtlenkowej oraz poziom aldehydu malonowego, który jest produktem peroksydacji lipidów.

Inne badania wykorzystywały również propolis w modulowaniu toksyczności środków owadobójczych, takich jak chloropiryfos i cypermetryna, oraz biocydów, takich jak trifenylocyna. W tym kontekście El-Sheikh i Ibrahim [23] zalecili zastosowanie suplementacji propolisem w celu przezwyciężenia toksycznych objawów chloropiryfosu. Zgodnie z wcześniejszymi badaniami, jednoczesne stosowanie propolisu z chloropiryfosem może poprawić strukturę tarczycy i poziom hormonów w surowicy (T3, T4 i TSH) poprzez przywrócenie rozmiarów pęcherzyków i normalizację kolagenu w większości tkanek tarczycy, oprócz zwiększenia aktywności antyoksydantów i redukcji reaktywnych form tlenu poprzez zwiększenie aktywności nadtlenku glutationu, peroksydazy glutationowej i dysmutazy nadtlenkowej w tkankach tarczycy oraz zmniejszenie zawartości malonylodialdehydu.

Ponadto, Orun i in., [24] podkreślił hamujący wpływ propolisu na stres oksydacyjny, który jest wywoływany przez cypermetrynę łagodzącą jej toksyczne objawy hematologiczne i biochemiczne. Ponadto, Yousef i wsp., [25 doszli do wniosku], że propolis może być skuteczny w ochronie przed toksycznym wpływem trójfenylocyny na rozrodczość, gdzie propolis może poprawić męską wydajność rozrodczą, poziom testosteronu, peroksydację lipidów i aktywność enzymów w osoczu nasiennym.

Wreszcie, propolis jako środek przeciwutleniający może być korzystny w hepatotoksycznym działaniu zatrucia oktylofenolem, w którym może przywrócić prawidłowe funkcje wątroby. Oktylofenol jest jednym z ksenosteroidów, które zostały znalezione w ściekach, wodach gruntowych i wodzie pitnej. Narażenie na działanie oktylofenolu może nastąpić również w wyniku kontaktu z produktami do higieny osobistej, detergentami, wodą i żywnością zawierającą oktylofenol. Warto zauważyć, że ksenosteroidy są szeroko rozpowszechnionym zanieczyszczeniem środowiska wpływającym na zdrowie człowieka; ich działanie polega na wiązaniu się z receptorami estrogenowymi i androgenowymi. Odmładzające działanie propolisu w zatruciach ksenosteroidami (oktylofenolem) zaobserwowano w poprawie profilu lipidowego surowicy oraz zmniejszeniu wytwarzania wolnych rodników poprzez indukowanie antyoksydacyjnego mechanizmu obronnego. W ten sposób propolis może zminimalizować uszkodzenia błony komórkowej, co potwierdza pomiar poziomu fragmentacji DNA poza jego działaniem anabolicznym [26].

PODSUMOWANIE

Propolis jest naturalnym przeciwutleniaczem bazującym na zawartości flawonoidów. Może pozbyć się wolnych rodników, zapobiegając peroksydacji lipidów oprócz aktywacji enzymów antyoksydacyjnych. Tak więc, propolis może zapobiec i leczyć odurzone obelgi, że jego mechanizm już zależy od toksycznego stresu oksydacyjnego.

ZALECENIE

W przyszłości powinny być prowadzone dalsze badania na ludziach w celu weryfikacji profilaktycznej i terapeutycznej roli propolisu w różnych przypadkach zatrucia.

REFERENCJE

1. Tosi, E.A., E. R′e, M.E. Ortega i A.F. Cazzoli, 2007. Środek konserwujący na bazie propolisu : aktywność bakteriostatyczna polifenoli propolisu i flawonoidów na Escherichia coli. Chemia żywności; 104(3):1025-1029.

2. Khalil M.L., 2006. Aktywność biologiczna propolisu pszczelego w zdrowiu i chorobie. Azjatycki Pac. J. Cancer Prev., 7: 22-31.

3. Jasprica, D., A. Mornar, Z. Debeljak, A. Smolcic-Bubalo, M. Medic-Saric, L. Mayer, Z. Romic, K. Bucan, T. Balog, S. Sobocanec i V. Sverko, 2007. Badanie in vivo nad wpływem suplementacji propolisu na stan antyoksydacyjny i krwinki czerwone. J. Ethnopharmacol; 110: 548-554.

4. Bankova, V., 2005. Najnowsze trendy i istotne zmiany w badaniach nad propolisem. Evid Based Complement Alternat Med; 2: 29-32.

5. Kedzia, B., J. Iwaszkiewicz i B. Geppert, 2007. Badania farmakologiczne ekstraktu etanolowego z propolisu. J Ocul Pharmacol Ther; 23 (1):40-5.

6. El-Naggar, S.A., A.A. Alm-Eldeen, M.O. Germoush, K.F. El-Boray i H.A. Elgebaly, 2015. Łagodzący wpływ propolisu na toksyczność cyklofosfamidu u myszy. Pharm Biol; 53(2): 235-241.

7. Boutabet, K., W. Kebsa, M. Alyane i M. Lahouel, 2011. Polifenolowa frakcja propolisu algierskiego chroni nerki szczurów przed ostrym stresem oksydacyjnym wywołanym przez doksorubicynę. Indianin J. Nephrol; 21:101-6.

8. Rizk, S.M., H.F. Zaki i M.A. Mina, 2014. Propolis łagodzi toksyczność jąder wywołaną doksorubicyną u szczurów. Toksykologia żywności i chemiczna , (67):176-186.

9. Almansour, M.I., Y.B. Jarrar, K.A. Aloyaidy i B.M. Jarrar, 2017. Amelioratywne działanie propolisu na zmiany w wątrobie wywołane metotreksatem: badanie morfofistopatologiczne. Int. J. Morphol., 35(2):756-764.

10. Amin, K.A., R.R. Ahmed, W.G. Hozayen i A. Antar, 2017. Renoprotekcyjne i antyoksydacyjne działanie silymaryny i propolisu na diklofenak sodu - indukowana toksyczność nerek u szczurów. Int. J. Pure App. Biosci., 5(2): 31-42. doi: http://dx.doi.org/10.18782/2320-7051.2421.

11. González, R., D. Remirez, S. Rodriguez, A. González et al., 1994. Hepatoprotekcyjne działanie ekstraktu propolisu na uszkodzenia wątroby wywołane paracetamolem u myszy. Phytotherapy Research, 8(4):229-232.

12. Fetouh, F.A. i A.E. Azab, 2014. Działanie łagodzące Kurkumina i Propolis przeciwko toksyczności reprodukcyjnej gentamycyny u dorosłych samców świnek morskich: Analiza ilościowa i badanie morfologiczne. American Journal of Life Sciences., 2(3): 138-149. doi: 10.11648/j.ajls.20140203.13

13. Aldahmasha, B.A., D.M. El-Nagarb i K.E. Ibrahima, 2016. Reno-ochronne działanie propolisu na ostrą toksyczność nerek wywołaną przez gentamycynę u szwajcarskich myszy albinosów, Nefrologia, 36(6):643-652.

14. Bharti, U., N.R. Kumar i J. Kaur, 2017. Ochronne działanie propolisu pszczelego na leki przeciwgruźlicze (Rifampicyna i izoniazyd) wywołujące hematologiczną toksyczność u szczurów rasy sprague dawley. Asian J Pharm Clin Res, 10 (3):188-190.

15. El-Masry, T.A., A.M. Emara i N.A. El-Shitany, 2011. Możliwe działanie ochronne propolisu przed neurotoksycznością wywołaną ołowiem w modelu zwierzęcym. J. Evol. Biol. Res., 3(1):4-11.

16. Widawati, T., S.A. Sudjarwo i H.A. Hermadi, 2017. Działanie ochronne ekstraktu propolisu przed toksycznością octanu ołowiu u myszy (Musculus) w jądrze. W The Veterinary Medicine International Conference KnE Life Sciences, 557-565 . DOI 10.18502/kls.v3i6.1183

17. Talas, Z.S, M.F. Gulhan, K. Erdogan i I. Orun, 2014. Przeciwutleniające działanie propolisu na karpie Cyprinus carpio narażone na działanie arsenu: wyniki biochemiczne i histopatologiczne. Dis Aquat Org, 108:241-249.

18. Bhadauria, M., 2012. Połączone leczenie HEDTA i propolis zapobiega toksyczności wywołanej aluminium u szczurów. Food Chem Toxicol; 50(7):2487-95. doi: 10.1016/j.fct.2011.12.040.

19. Elshama, S.S., H.E.H. Osman i A.E. El-Kenawy, 2016. Effect of propolis on subchronic phenol use-induced toxicity on the lymphatic system and complete blood cell count in rats, Current Topics in Toxicology Journal, 12(1):101-110.

20. Bhadauria, M., 2012. Propolis zapobiega urazom wątroby wywołanym przez przewlekłe narażenie na tetrachlorek węgla. Evidence-Based Complementary and Alternative Medicine, artykuł ID 235358, 1-12. doi:10.1155/2012/235358

21. Liu, C.F., C.H. Liu, C.C. Lin, Y.H. Lin, C.F. Chen i S.C. Lin, 2005. Ochronne działanie ekstraktu propolisu z etanolu na toksyczność nerek wywołaną etanolem: badanie in vivo. Am J Chin Med, 33(5):779-86.

22. El-Khayat, Z., A.R. Ezzat, M.S. Arbid, W.I. Rasheed i T.R. Elias, 2009. Potencjalne skutki działania miodu pszczelego i Propolis przeciwko toksyczności Ochratoksyny A u szczurów. Maced J Med Sci., 2(4): 311-318.

23. El-Sheikh, A.A. i H.M. Ibrahim, 2017. Propolis Effect on Chlorpyrifos Induced Thyroid Toxicity in Male Albino Rats. J Med Toxicol Clin Forensic Med., 3(1):1-10. DOI: 10.21767/2471-8505.100023

24. Orun, I., T.Z. Selamoglu, M.F. i K. Gulhan, 2014. Erdogan, Rola propolisu na parametry biochemiczne i hematologiczne Oncorhynchus mykiss narażonego na cypermetrynę. Journal of Survey in Fisheries Sciences, 1(1): 21-35.

25. Yousef, M.I., I.K. Kamel, M.S. Hassan i A.M.A. El-Morsy, 2010. Rola ochronna propolisu przed toksycznym wpływem triphenylityny na rozrodczość u samców królików. Food and Chemical Toxicology, 48 (1):1846-1852.

26. Saleh, E.M., 2012. Przeciwutleniający wpływ wodnego ekstraktu propolisu na hepatotoksyczność indukowaną przez oktylofenol u samców szczurów. Acta Toxicol. Argent., 20 (2): 68-81

Rozdział 9

Naringenin

ABSTRACT

W ostatnim czasie rośnie zainteresowanie wykorzystaniem medycyny alternatywnej i terapii naturalnych w leczeniu toksyczności. Flawonoidy są jedną z tych naturalnych terapii, które były stosowane przez naukowców w leczeniu niektórych przypadków zatrucia. Naringenina jest najbardziej wpływowym flawonoidem, w którym występuje w owocach cytrusowych, takich jak pomarańcza, grejpfrut i mandarynka. Naringenina jest uważana za silny naturalny przeciwutleniacz in vitro i in vivo. Może być hepatoprotekcyjny, renoprotekcyjny, kardioprotekcyjny, neuroprotekcyjny i cytoprotekcyjny w wielu przypadkach toksyczności oprócz zdolności do poprawy toksyczności jąder i rozwoju. Jego skuteczność zależy od zdolności do silnego usuwania wolnych rodników, takich jak nadtlenki i rodniki hydroksylowe, co zapobiega toksyczności stresu oksydacyjnego i peroksydacji lipidów.

WPROWADZENIE

W ostatnim czasie wzrasta zainteresowanie toksykologów stosowaniem związków bioaktywnych w leczeniu niektórych przypadków zatrucia. Flawonoidy są jednym z tych bioaktywnych związków, które są pokarmem roślinnym [1]. Naringina i naryngenina są najbardziej wpływowymi flawonoidami, w których izoluje się od owoców cytrusowych, które są dobrym źródłem flawonoidów. Rodzina owoców cytrusowych składa się z pomarańczy, grejpfruta, mandarynki, cytryn, bergamotki i limonek, w których jest bogata we flawonoidy o silnym działaniu antyoksydacyjnym i przeciwzapalnym in vitro i in vivo [2].

Naringina jest uważana za mniej skuteczną w porównaniu z naryngeniną, ale w jelicie jest przekształcana w naryngeninę. Naringenina jest zazwyczaj wchłaniana z jelita i szybko metabolizowana w wątrobie, a następnie przekształcana w półprodukty glukuronidowe [3].

Naringina i naryngenina zapobiegają peroksydacji lipidów, ponieważ są one silnymi zmiataczami wolnych rodników, takich jak nadtlenek i rodniki hydroksylowe. Badania Siroviny i wsp. [4] potwierdziły tę koncepcję, wskazując na pozytywny wpływ naryngeniny na peroksydację lipidową w tkankach wątroby i nerek. Warto zauważyć, że wątroba i nerki są najbardziej wrażliwymi organami na stres oksydacyjny.

Ponadto, antyoksydacyjna rola naryngeniny jest zazwyczaj wywierana przez kilka mechanizmów poprzez bezpośrednie lub pośrednie reagowanie z reaktywnymi formami tlenu poprzez pojedyncze przeniesienie elektronu, przeniesienie atomu wodoru, chelatowanie metali lub poprzez aktywację międzykomórkowych enzymów antyoksydacyjnych [5].

Aktywność przeciwutleniająca naryngeniny opiera się na jej cechach strukturalnych, w szczególności na istnieniu grup hydroksylowych w łańcuchu B, gdzie za jej aktywność przeciwutleniającą odpowiedzialna jest aktywna 4' grupa hydroksylowa w pierścieniu B naryngeniny. Biodostępność naryngeniny zależy głównie od jej źródła i postaci, w której biodostępność naryngeniny i 7-glukozydu naryngeniny jest podobna, podczas gdy 7-rahamnoglukozyd naryngeniny jest wolniejszy w absorpcji [6].

W ostatnich latach zwrócono większą uwagę na naryngeninę, aby zbadać jej skuteczność jako środka leczniczego. Przeprowadzono szereg badań w celu oceny jego skuteczności w leczeniu i zapobieganiu toksyczności. W związku z tym w niniejszym artykule przedstawiony zostanie ogólny przegląd dostępnej literatury, która wykazała jego profilaktyczną i terapeutyczną rolę w przypadkach zatruć.

Amelioracyjny efekt Naringeninu

W ostatnich latach przeprowadzono wiele badań mających na celu zbadanie dobroczynnej roli naryngeniny w wielu przypadkach zatrucia. Niektóre z tych badań koncentrowały się na jego ogólnym działaniu terapeutycznym, podczas gdy inne koncentrowały się na jego działaniu ochronnym przed toksycznymi objawami w określonych narządach i układach, takich jak wątroba, nerki, jądra i układ neurologiczny.

Biorąc pod uwagę wyniki wielu badań, stwierdzamy, że wyniki tych badań potwierdziły hepatoprotekcyjne i renoprotekcyjne działanie naryngeniny w różnych typach przypadków toksyczności. Na przykład, nie ograniczając się do badania Al-harbiego [7] stwierdzono, że współzarządzanie naryngeniną może chronić tkanki wątroby przed toksycznym działaniem arsenu i stresem oksydacyjnym, w zależności od jego działania antyoksydacyjnego. Tak więc naryngenina może poprawić skuteczność enzymów antyoksydacyjnych, a następnie zdolność antyoksydacyjną tkanek wątrobowych poprawiając funkcję wątroby.

W tym samym kontekście Abdel-Ghaffar i jego współpracownicy [8] udowodnili również skuteczność naryngeniny jako środka hepatoprotekcyjnego przeciwko działaniom niepożądanym wywołanym izoniazydami, szczególnie w wątrobie, gdzie naryngenina może przywrócić prawidłowe poziomy wszystkich biochemicznych markerów wątrobowych wraz z normalizacją pozostałych wskaźników oksydacyjnych i antyoksydacyjnych.

W powiązanym kontekście Rashmi i wsp. [9] wykazali silną aktywność zmiatania wolnych rodników przez naryngeninę in vitro, w którym to przypadku łagodzi ona hepatotoksyczność wywołaną przez streptozotokinę poprzez zwiększenie aktywności enzymu obrony antyoksydacyjnej i zwiększenie poziomu glutationu. Naringenina znacząco zneutralizowała rodniki hydroksylowe, nadtlenek wodoru, nadtlenek, tlenek azotu i nadtlenek lipidów, odbijając się na przywróceniu prawidłowej struktury wątroby.

Ponadto Koyuncu i jego współpracownicy [10] zgłosili również, że naryngenina może zapobiegać hepatotoksyczności indukowanej przez cisplatynę, nefrotoksyczności i genotoksyczności poprzez normalizację biochemicznych i oksydacyjnych wskaźników stresu w surowicy, nerkach i wątrobie wraz ze zmniejszeniem poziomu 8-OHdG, który jest oznaką uszkodzenia DNA wywołanego przez oksydanty.

Ponadto El-Sayed i wsp.[11] stwierdzili, że skuteczność naryngeniny jako środka hepatoprotekcyjnego może rozszerzyć się do amelioracji nanocząsteczek tlenku żelaza wywołanych hepatotoksycznością, w której poprzez podanie naryngeniny znacznie poprawiono morfologiczne i czynnościowe uszkodzenie tkanki wątrobowej. W wyniku tego badania zaleca się spożycie owoców lub warzyw wzbogaconych naryngeniną w celu ochrony ludzi przed toksycznym działaniem na wątrobę.

Warto zauważyć, że naryngenina nie chroni wątroby tylko przed toksycznością żelaza, ale może również chronić wątrobę i nerki przed toksycznością nanocząsteczek tlenku cynku. Według badań Karnakara i jego współpracowników [12] naryngenina może być korzystna w leczeniu toksyczności nanocząsteczek tlenku cynku, zwłaszcza jego toksycznego wpływu na wątrobę i nerki. Naringenina może zmniejszyć toksyczność wątrobową i nerkową nanocząsteczek tlenku cynku poprzez obniżenie poziomu kreatyniny, SGPT i CK-MB w surowicy.

Ponadto leki Jayachitra i Nalini [13] wskazały na skuteczność naryngeniny w zwalczaniu alkoholowej choroby wątroby, wskazując na jej wyraźne działanie hepatoprotekcyjne, a ponadto mogą znacząco zapobiegać gromadzeniu się lipidów i lipoprotein w osoczu. Badanie to wykazało znaczenie roli naryngeniny jako podejścia fitoterapeutycznego w leczeniu nadużywania alkoholu i uzależnienia, które jest jednym z najtrudniejszych problemów zdrowia publicznego w krajach zachodnich.

Podobnie Ahmed i wsp., [14] zgłosili, że naryngenina jest również uważana za silny środek nefroprotekcyjny, w którym może poprawiać funkcję nerek i integralność histologiczną w przypadkach toksyczności n-acetylo-p-aminofenolu. Nefroprotekcyjne działanie naryngeniny może być wspomagane przez tłumienie stresu oksydacyjnego i wzmocnienie układu obrony antyoksydacyjnej. Według badań Adela i wsp. [15] naryngenina skutecznie łagodzi nefrotoksyczność nerek wywołaną diethylnitrozoaminą/2-acetyloaminoflourenem, poprawiając perturbacje histologiczne nerek i markery nerkowe w surowicy w połączeniu z osłabieniem pogarszającego się stresu oksydacyjnego nerek i aktywacją układu obrony antyoksydacyjnej.

W tym samym kontekście podjęto badania Chana i jego współpracowników [16], które dowiodły nefroprotekcyjnego działania naryngeniny na inny środek toksyczny o działaniu nefrotoksycznym, jakim jest doksorubicyna. Naringenina może normalizować poziom tlenku azotu w nerkach, czynnika martwicy nowotworów-α i prostaglandyny-E2 wraz z odwróceniem wszystkich nieprawidłowych poziomów aldehydu malonowego, biomarkerów nerkowych i enzymów antyoksydacyjnych.

Ponadto Rajappa i wsp. [17] wskazali, że naryngenina jest w stanie chronić nerki przed powikłaniami streptozotokiny, łagodząc jej nefrotoksyczność poprzez normalizację poziomów markerów nerkowych i antyoksydantów, takich jak dysmutaza nadtlenkowa, katalaza, przeniesienie glutationu-S i peroksydaza glutationowa, a także przywracając nieprawidłową morfologię tkanek nerkowych.

Inne badanie zostało przeprowadzone przez Elshama i jego współpracowników [18] w celu zbadania renoprotekcyjnej roli naryngeniny w przypadkach nefrotoksyczności cyklosporyny. Badanie to potwierdziło również renoprotekcyjny wpływ naryngeniny na poprawę objawów toksyczności nerek poprzez normalizację testów czynnościowych nerek i poprawę zmian w nerkach w połączeniu z przywróceniem skuteczności szlaków oksydacyjno-antyoksydacyjnych.

Ponadto przeprowadzono szereg badań w celu zbadania neuroprotekcyjnej roli naryngeniny w osłabianiu neurotoksycznego działania niektórych czynników. Xu i wsp., [19] sugerowali, że antyoksydacyjne i przeciwzapalne właściwości naryngeniny mogą chronić neurony poprzez zapobieganie apoptozie. W badaniu tym stwierdzono, że naryngenina indukuje neuroprotekcyjne cytokiny poprawiające przeżywalność neuronów w przypadkach toksyczności glutaminianu sodu, gdzie glutaminian indukuje pobudzenie w ośrodkowym układzie nerwowym poprzez nadmierną aktywację zarówno jonotropowych, jak i metabotropowych receptorów glutaminianu, prowadząc do śmierci komórek neuronalnych.

Inne badanie zostało przeprowadzone przez Muthaiaha i jego współpracowników [20], którzy potwierdzili również neuroprotekcyjne działanie naryngeniny przeciwko innej toksyczności, jaką jest toksyczność karbarylu. Naringenina redukuje stres oksydacyjny poprzez zmniejszenie reaktywnych form tlenu utrzymuj±c integralno¶ć błony mitochondrialnej i powoduje lepsze przetrwanie komórek neuro 2A w poł±czeniu z obniżeniem regulacji genów pro-apoptotycznych i podwyższeniem regulacji genów antyapoptotycznych.

Podobnie, Peruru i Dodoala [21] wykazali, że naryngenina w istotny sposób przeciwdziała uszkodzeniu neuronów wywołanemu przez arsen, w związku z czym jest uważana za silną opcję terapeutyczną w leczeniu neurotoksyczności wywołanej przez arsen, zmniejszającą peroksydację lipidów i tworzenie się karbonylków białkowych wraz ze wzrostem poziomu ochronnych enzymów antyoksydacyjnych.
Z drugiej strony, Arafa i wsp., [22] stwierdzili, że naryngenina jest również środkiem kardioprotekcyjnym; może ona zapobiegać i łagodzić objawy toksyczności kardiologicznej doksorubicyny. W ten sposób naryngenina znosi biochemiczne anomalie toksyczności sercowej, takie jak wzrost poziomu

dehydrogenazy mleczanowej i fosfokinazy kreatynowej w surowicy, przy jednoczesnym ograniczeniu peroksydacji lipidów i malonialdehydu. Poza tym naryngenina zwiększa aktywność dysmutazy nadtlenkowej, katalazy i S-transferazy glutationowej w tkankach serca w połączeniu ze znacznym wzrostem zawartości glutationu.

Co więcej, Daneshgar i wsp., [23] sugerowali, że podanie naryngeniny może poprawić toksyczność mitochondriów w przypadku zatrucia parakwatem, przywracając przeciwutleniacz mitochondrialny i poprawiając funkcje mitochondriów, ale w sposób zależny od stężenia.

Badania Poddera i jego współpracowników [24] wskazały również na cytoprotekcyjne działanie naryngeniny przeciwko toksyczności parakwatu w komórkach nabłonka oskrzelowego człowieka BEAS-2B poprzez regulowaną przez NRF2 ścieżkę obrony antyoksydacyjnej. Tak więc naryngenina może być dobrą opcją terapeutyczną w przypadkach stresu oksydacyjnego związanego z toksycznością parakwatu.

Każdego dnia, wraz z rozwojem badań naukowych, odkrywana jest nowa rola naryngeniny. Według Mazhara i wsp., [25] Współdzielenie naryngeniny z chlorkiem metylomerkurynu może zmniejszyć jej toksyczność rozwojową. Naringenina może zmniejszyć nieprawidłowości morfologiczne i szkieletowe płodu, częstość występowania zahamowania wzrostu, odsetek fragmentów DNA w mózgu płodu i złagodzić również zmiany histopatologiczne w korze mózgowej płodu.

Wreszcie, niektóre badania dowiodły skuteczności naryngeniny w modulowaniu toksyczności jąder, która wynika z toksyczności cisplatyny, doksorubicyny i permetryny. Mostafa i wsp., [26] podali, że naryngenina w przypadku zatrucia permetryną wykazała ogólną poprawę w zakresie liczby plemników najądrza i poziomu testosteronu w surowicy w połączeniu z modulacją w strukturalnych i ultrastrukturalnych nieprawidłowościach jąder, które zostały potwierdzone badaniem mikroskopowym w świetle i elektronach. Kolejne badanie przeprowadzone przez Fouada i jego współpracowników [27] wykazało, że naryngenina może również hamować toksyczność jąder cisplatyny i doksorubicyny poprzez łagodzenie stresu oksydacyjnego, stresu nitrozowego, zapalenia i apoptozy.

PODSUMOWANIE

Naringenina odgrywa ważną rolę amelioracyjną w wielu przypadkach zatruć jako hepatoprotekcyjny, renoprotekcyjny, kardioprotekcyjny, neuroprotekcyjny i cytoprotekcyjny, a także ma zdolność modulowania toksyczności jąder i rozwoju. Naringenina jest silnym pochłaniaczem wolnych rodników, takich jak nadtlenki i rodniki hydroksylowe, co prowadzi do zapobiegania toksyczności stresu oksydacyjnego i peroksydacji lipidów.

ZALECENIE

Rola naryngeniny jest nadal nieuchwytna w praktyce medycznej ze względu na brak dowodów klinicznych. W związku z tym w przyszłości powinny być prowadzone dalsze badania na ludziach w celu zbadania jej roli jako środka zapobiegawczego i terapeutycznego w różnych rodzajach toksyczności.

REFERENCJE

1. Martin K, Appel C. Polifenole jako suplementy diety: Dwukrawędziowy miecz. Odżywianie i suplementy diety 2010, 2:1-12.

2. Tripoli E, Guardia ML, Giammanco S, Majo DD, Giammanco M. Flawonoidy cytrusowe: struktura molekularna, aktywność biologiczna i właściwości odżywcze: przegląd. Food Chem 2007; 104: 466-79.

3. Wang M, Chao P, Hou Y, Hsiu S, Wen K, Tsai S. Farmakokinetyka i metabolizm koniugacyjny naringiny i naryngeniny u szczurów po podaniu pojedynczej i wielokrotnej dawki. J Food Drug Anal 2006; 14: 247-53.

4. Sirovina D, Oršolić N, Končić MZ, Gregorović G. Naringenin łagodzi zmiany patologiczne w wątrobie i nerkach myszy cukrzykowych: badanie wstępne. Arh Hig Rada Toksikol 2016; 67:19-24

5. Cavia-Saiz M, Busto MD, Pilar-Izquierdo MC, Ortega N, Perez-Mateos M, Muñiz P. Właściwości przeciwutleniające, aktywność zmiatania rodników i zdolność ochrony biomolekuł flawonoidowej naryngeniny i jej glikosydowej naringiny: badanie porównawcze. J Sci Food Agric 2010; 90:1238-1244.

6. Orhan IE, Nabavi SF, Daglia M, Tenore GC, Mansouri K, Nabavi SM. Naringenina i Ateroscleroza: Recenzja literatury. Curr Pharm Biotechnol 2015; 16:245-51.

7. Al-harbi MS. Hepatoprotekcyjne działanie i zdolność antyoksydacyjna nargeniny na uszkodzenia wątroby wywołane przez arsen u szczurów. Int J Pharm Pharm Sci 2016, 8 (4): 103-108.

8. Abdel-Ghaffar O, Ali AAM, Soliman SAM. Ochronny efekt Naringeninu przed niepożądanymi reakcjami izoniazydowymi u szczurów. Int. J. Pharmacol 2018, 14(5):667-680.

9. Rashmi R, Magesh SB, Ramkumar KM, Suryanarayanan S, SubbaRao MV. Przeciwutleniacz Potencjał Naringeniny pomaga chronić tkankę wątroby przed uszkodzeniem spowodowanym przez streptozotokinę. Rep. Biochem Mol Biol 2018, 7(1):76-84.

10. Koyuncu I, Kocyigit A, Gonel A, Arslan E, Durgun M. Chroniący wpływ Naringenin-Oxime na Toksyczność Cisplatyny u szczurów. Biochemistry Research International, 2017, art. ID 9478958, https://doi.org/10.1155/2017/9478958.

11. El-Sayed AA, Hussein MM, Solimana AH. Naringenina i hesperydyna ameliorują toksyczność nanocząsteczek tlenku żelaza w wątrobie szczura. AJMS 2018, 1(1): 26-30.

12. Karnakar RY, Saritha Ch, Sridhar Y, Shankaraiah P. Naringenin Prevent the Zinc Oxide Nanoparticles Induced

Toxicity in Swiss Albino Mice. J Pharmacol Clin Toxicol 2014, 2(1):1021.

13. Jayachitra J, Nalini N. Wpływ naryngeniny (flawanonu cytrusowego) na profil lipidowy w toksyczności wywołanej etanolem u szczurów. Journal of food biochemistry 2012, 36(4):502-511.

14. Ahmed OM, Fahim HI, Ahmed HY, Mahmoud B, Aljohani SAS, Abdelazeem WH. Nefroprowencyjne i antyoksydacyjne działanie ekstraktu hydroetanolowego ze skórki pomarańczy pępkowej, naryngeniny i naryngeniny u n-acetylo-p-aminofenolu podawanego szczurom nadgarstkowym. Adv Anim Vet Sci 2019, 7(2): 96-105.

15. Adel AMA, Osama MA, Hanaa IF, Mohamed Y Z. Ameliorative Effects of Quercetin and Naringenin on Diethylnitrosamine/2-acetylaminoflourene-Induced Nephrotoxicity in Male Wistar Rats. American Journal of Biochemistry 2016, 6(5): 113-121.

16. Khan TH, Ganaie MA, Alharthy KM, Madkhali H, Jan BL, Sheikh IA. Naringenina zapobiega toksyczności doksorubicyny w tkankach nerek poprzez regulację zniewagi oksydacyjnej i zapalnej u szczurów Wistar.Arch Physiol Biochem 2018, 8:1-8.

17. Rajappa R, Magesh SB, Sarvajayakesavulu S, Madhunapantula SRV. Nefroprotekcyjne działanie nanringeniny przeciwko wielokrotnemu uszkodzeniu nerek przez streptozotokinę w małych dawkach, Biomed Pharmacol J 2017, 10(2): 583-593.

18. Elshama SS, Osman HEH, El-Kenawy AE. Renoprotective effects of naringenin and olive oil against cyclosporine- induced nephrotoxicity in rats, Iranian Journal of toxicology, 2016, 10 (5): 27-37.

19. Xu HX, Ma CM, Han YZ i in., Protective effect of naringenin on glutamate-induced neurotoxicity in cultured hippocampal cells. Archiwum Nauk Biologicznych 2015, 67(2):639-646.

20. Muthaiah VP, Venkitasamy L, Michael FM, Chandrasekar K, Venkatachalam S. Neuroprotekcyjna rola naryngeniny na neurotoksyczność karbarylu w komórkach neuroblastoma myszy. J Pharmacol Pharmacother 2013, 4(3):192-7.

21. Peruru RS, Dodoala S. Ochronne działanie Naringeniny przed stresem oksydacyjnym wywołanym przez tritlenek arsenu. The FASEB 2017, 31(1).

22. Arafa HM, Abd-Ellah MF, Hafez HF. Zmniejszenie przez naryngeninę toksyczności sercowej wywołanej doksorubicyną u szczurów. J Egipt Natl Canc Inst 2005; 17(4):291-300.

23. Daneshgar N, Rezaei M, Goudarzi M, Babadi N, Khodayar MJ. Amelioratywny wpływ Naringeniny na toksyczność parakwatów witochondriach izolowanych od szczurów. Jundishapur J Nat Pharm Prod 2016; 11(2):e32968.

24. Podder B, Song HY, Kim YS. Naringenina wywiera cytoprotekcyjny wpływ na toksyczność wywołaną parakwatem w komórkach nabłonka oskrzelowego człowieka BEAS-2B poprzez aktywację NRF2. J Microbiol Biotechnol 2014; 24(5):605-13.

25. Mazhar FM, Moawad KM, El-Dakdoky MH, Ali EHA, Amer AS. Ocena potencjalnego oddziaływania między chlorkiem metylomerkurynowym a naryngeniną na rozwój przed- i poporodowy szczurów. World J Pharm Sci 2015; 3 (12): 2328-2339.

26. Mostafa HS, Abd El-Baset SA, Kattaia AA, Zidan RA, Al Sadek MM. Skuteczność naryngeniny przeciwko toksyczności jąder wywołanej permetryną u szczurów. Int J Exp Pathol 2016, 97(1):37-49.

27. Fouad AA, Refaie MMM, Abdelghany MI. Naringenin palliates cisplatin and doxorubicin gonadal toxicity in male rats, Toxicology Mechanisms and Methods, 2018.

DOI: 10.1080/15376516.2018.1512180

FSC
www.fsc.org
MIX
Papier | Fördert gute Waldnutzung
FSC® C083411

Kolibri 360 GmbH
Ferdinand-Jühlke-Straße 7
99095 Erfurt, Deutschland
produktsicherheit@kolibri360.de

Druck:
CPI Druckdienstleistungen GmbH
im Auftrag der
Kolibri 360 GmbH
Ferdinand-Jühlke-Str. 7
99095 Erfurt